说说血管那些事儿

张峰　李锰　王志波　主编

中国人口与健康出版社
China Population and Health Publishing House
全国百佳图书出版单位

图书在版编目（CIP）数据

说说血管那些事儿 / 张峰，李锰，王志波主编． 北京：中国人口与健康出版社，2025.2. — ISBN 978-7-5238-0202-1

Ⅰ．R654.3-49

中国国家版本馆 CIP 数据核字第 2024J890L2 号

说说血管那些事儿
SHUOSHUO XUEGUAN NA XIE SHIR

张峰　李锰　王志波　主编

责 任 编 辑	刘继娟　侯耀阳
责 任 设 计	侯　铮
责 任 印 制	王艳如　任伟英
出 版 发 行	中国人口与健康出版社
印　　　刷	固安兰星球彩色印刷有限公司
开　　　本	880 毫米 ×1230 毫米 1/32
印　　　张	4.625
字　　　数	57 千字
版　　　次	2025 年 2 月第 1 版
印　　　次	2025 年 2 月第 1 次印刷
书　　　号	ISBN 978-7-5238-0202-1
定　　　价	39.90 元

微 信 ID	中国人口与健康出版社		
图 书 订 购	中国人口与健康出版社天猫旗舰店		
新 浪 微 博	@ 中国人口与健康出版社		
电 子 信 箱	rkcbs@126.com		
总编室电话	（010）83519392	发行部电话	（010）83557247
办公室电话	（010）83519400	网销部电话	（010）83530809
传　　　真	（010）83519400		
地　　　址	北京市海淀区交大东路甲 36 号		
邮　　　编	100044		

版权所有·侵权必究

如有印装问题，请与本社发行部联系调换（电话:15811070262）

编委会

名誉主编

毕 伟　高 翔

主　编

张 峰　李 锰　王志波

副主编

池 魁　刘 阳　张 楠　孙欢欢　师 龙

编　委

（按姓氏拼音排序）

崔南奇　郭淑芸　何 瑛　侯佳豪　纪丽平
李荣珍　马 凯　邵嘉伟　宋润波　苏 丽
王 鉴　辛 鑫　袁 涛　张 玲　赵丽云

绘　图

张秋霞　崔皓淼

第一主编简介

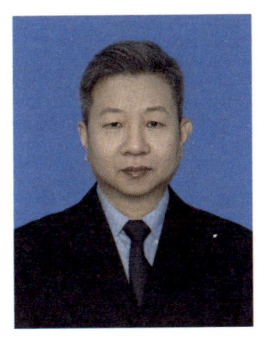

张峰，医学博士，博士后，副教授，硕士研究生导师，就职于河北医科大学第二医院血管外科。兼任河北省医学会介入医学分会常务委员、河北省医学会血管外科学分会委员、河北省医学会血管外科分会血栓防治小组副组长、河北省预防医学会血管外科学分会常务委员、河北省血管健康与技术协会静脉曲张防治委员会副主任委员、河北省血管健康与技术协会主动脉疾病专业委员会副主任委员。

主要从事血管外科临床及科研工作，在血管外科疾病的诊断、治疗等临床工作中积累了大量经验。

第二主编简介

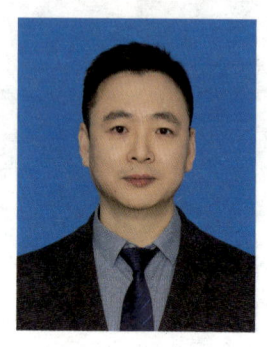

  李锰，医学硕士，副主任医师，就职于河北医科大学第二医院血管外科。兼任中国医师协会血管外科医师分会颈动脉学组委员、河北省医师协会血管外科医师分会委员、河北省中西医结合学会周围血管病专业委员会常务委员、河北省医师协会腔内血管专业医师分会委员、国际血管联盟中国分部河北分会委员、河北省血管健康与技术协会理事。

  擅长下肢静脉曲张、下肢静脉血栓、外周动脉（下肢动脉、颈动脉、肾动脉、锁骨下动脉等）硬化闭塞症、糖尿病足、腹主动脉瘤、主动脉夹层等血管外科疾病的诊治。

第三主编简介

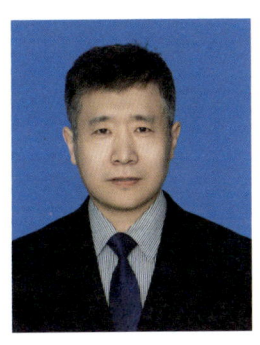

王志波,副主任医师,就职于河北医科大学第二医院血管外科。兼任中国医师协会腔内血管学专业委员会委员、中国医疗保健国际交流促进会血管外科分会血透通路学组委员、河北省医师协会腔内血管专业医师分会委员、河北省预防医学会血管外科疾病防治专业委员会委员、河北省血管健康与技术协会理事会理事。

擅长动脉、静脉血管腔内的介入和手术治疗,如下肢动脉硬化闭塞症、急慢性深静脉血栓的治疗,以及糖尿病足、主动脉瘤、静脉曲张、下肢淋巴水肿、多发性大动脉炎、颈动脉硬化、腹主动脉瘤、良性上腔静脉阻塞综合征、布-加综合征的诊治。

序

随着人民生活水平的提高，人口老龄化的加剧，高血压、高血糖、高血脂等发生率越来越高，这些作为血管疾病的危险因素，使得血管疾病的患病率逐年攀升。作为血管外科医生，我们有责任和义务向群众普及有关疾病的防治知识，让大家了解科学、先进、有效的预防和治疗措施，为维护好广大人民群众的身体健康作出一份贡献。血管外科作为一个新兴的学科，它的发展与进步离不开社会各界的大力支持，离不开广大人民群众的了解和关注。积极开展科普宣传工作，提高人民群众对疾病的了解和认识，增强人们自我保健的意识和能力，对养成良好的卫生习惯和形成健康生活方式至关重要。

本书从血管外科的基本知识入手，以通俗易懂的语言和图文并茂的形式，通过一问一答的写作方式，介绍了常见的血管外科疾病相关内容，如静脉曲张、下肢动脉硬化闭塞症、下肢静脉血栓等；并着重介绍了颈动脉狭窄、主动脉夹层、主动脉瘤等对身体伤害大的血管疾病的发病机制、临床表现、诊断和治疗方法；同时对介入治疗、血管疾病的预防和治疗，特别是对手术后的常见问题进行了介绍。因此,本书是一本不可多得的科普书籍,值得阅读留存。

最后,祝《说说血管那些事儿》出版顺利!

江建明

河北省预防医学会会长

前言

血管对维系生命起着至关重要的作用。早在《黄帝内经》中就出现"经脉者，所以行血气而营阴阳，濡筋骨，利关节者也。"中医把"血脉"视为人赖以生存的物质基础。

血管外科作为新兴的独立学科，在我国经过多年发展，在临床诊治上已经取得了巨大的进步。同时，我国血管外科的基础研究也取得了一定的成果，在下肢动脉硬化闭塞症、主动脉夹层、动脉瘤、深静脉血栓形成等疾病的基础研究中，有了许多新的发现，为深入认识和治疗这些疾病提供了新的思路。为了使人们更多地了解血管外科疾病，作者查阅了大量的国内外最新资料，综合多年的临床经验，编写了本书。

本书共分为三篇。第一篇为头颈篇，详细介绍了颈动脉狭窄、颈内动脉闭塞、颅外段椎动脉狭窄、锁骨下动脉盗血综合征、颈动脉体瘤、大动脉炎、颅内动脉瘤、顽固性鼻出血、烟雾病、颈部血管瘤等疾病的防治知识；第二篇为胸腹篇，详细介绍了主动脉夹层、腹主动脉瘤、肾动脉狭窄、肠系膜上动脉栓塞等疾病的防治知识；第三篇为四肢篇，详细介绍了下肢静脉血栓、下肢静脉曲张、下肢淋巴水肿、下肢动脉硬化闭塞症、糖尿病足、肢体动脉栓塞等疾病的防治知识。

本书通过一问一答的形式，以通俗易懂的文字及生动形象的图片系统介绍了"血管那些事儿"，让大家对血管外科疾病全面地、科学地认识。作者在编写过程中，始终秉持"科学、趣味、实用"的原则，相信本书可以为提高全民的医学知识和自我保健水平添砖加瓦，可以作为日常预防保健的家庭参考用书。

在本书的编写过程中，得到了多位同道的支持和关怀，他们在繁忙的医疗、教学和科研工作之余参与撰写，在此表示衷心感谢。最后，衷心地感谢河北省预防医学会会长江建明为本书作序。

如书中存在不妥之处，敬请读者和同道们提出宝贵意见，以便再版时修订提高。

主　编

2024 年 7 月

目 录
Contents

第一篇　头颈篇

一、颈动脉狭窄

1. 体检时发现颈动脉斑块怎么办? / 002
2. 哪些人应警惕颈动脉斑块呢? / 002
3. 颈动脉斑块有可能造成颈动脉狭窄或闭塞吗? / 003
4. 颈动脉壁上的斑块有可能脱落吗? / 003
5. 颈动脉狭窄的患病率高吗? / 004
6. 出现什么样的表现时要怀疑颈动脉狭窄呢? / 004
7. 生活中哪些因素可能引起颈动脉狭窄呢? / 005
8. 颈动脉狭窄患者会有生命危险吗? / 005
9. 颈动脉狭窄可以通过药物治疗吗? / 006
10. 降脂药物必须晚上吃吗? / 006
11. 颈动脉狭窄患者什么时候需要手术治疗? / 006
12. 颈动脉狭窄患者如何手术治疗? / 006
13. 颈动脉狭窄患者术后需要长期口服药物吗? / 008
14. 颈动脉狭窄的手术风险高吗? / 008
15. 颈动脉狭窄患者术后需要注意什么? / 008

二、颈内动脉闭塞

1. 感到头晕和视物模糊与颈内动脉闭塞有关吗? / 009
2. 有短暂性脑缺血发作（TIA）病史，是否存在脑卒中风险? / 009
3. 确诊颈内动脉闭塞需要进行哪些检查? / 009
4. 颈内动脉闭塞有哪些治疗方法? / 010
5. 颈内动脉闭塞患者治疗后是否有复发的风险? / 010
6. 如何预防颈内动脉闭塞再次发生? / 010

三、颅外段椎动脉狭窄

1. 头晕可能是脑血管病引起的吗? / 012
2. 颅外段椎动脉狭窄伴偶有头晕，后果严重吗? / 012
3. 什么样的人要注意有动脉粥样硬化呢? / 013
4. 颅外段椎动脉狭窄患者有哪些症状? / 014
5. 颅外段椎动脉狭窄患者的治疗方案有哪些? / 014
6. 颅外段椎动脉狭窄患者什么时候需要支架治疗呢? / 015
7. 高血压是颅外段椎动脉狭窄患者手术治疗的禁忌证吗? / 015
8. 颅外段椎动脉狭窄患者支架治疗术后会再次狭窄吗? / 016
9. 颅外段椎动脉狭窄患者生活中应注意什么? / 016
10. 颅外段椎动脉狭窄是颈椎病吗? / 016

四、锁骨下动脉盗血综合征

1. 发现一侧上肢无脉搏怎么办? / 018
2. 双上肢收缩压压差过大是怎么回事? / 018
3. 锁骨下动脉盗血综合征盗的是哪里的血呢? / 019
4. 锁骨下动脉盗血综合征会导致哪些症状? / 019
5. 锁骨下动脉盗血综合征导致的头晕发生在什么时候呢? / 021
6. 锁骨下动脉盗血综合征的患病率高吗? / 021
7. 什么样的人应该警惕锁骨下动脉盗血综合征呢? / 021
8. 锁骨下动脉盗血综合征在哪一侧更常见呢? / 022
9. 这个病严重吗,应该去哪个科室就诊呢? / 022
10. 什么样的检查可以发现锁骨下动脉盗血综合征,或者可不可以自检? / 022
11. 得锁骨下动脉盗血综合征的原因是什么? / 023
12. 锁骨下动脉盗血综合征应该怎么治疗呢? / 023
13. 锁骨下动脉盗血综合征患者一定要做手术吗? / 024
14. 锁骨下动脉盗血综合征患者的手术治疗有哪些类型呢? / 024
15. 如果选择手术治疗,哪种手术比较好? / 025
16. 手术风险大吗? / 025
17. 做完手术患者应该注意什么? / 026
18. 锁骨下动脉盗血综合征的患者需要长期服用药物吗? / 026

19. 锁骨下动脉盗血综合征是否会导致心绞痛？ / 026

五、颈动脉体瘤

1. 颈动脉体瘤是肿瘤吗？ / 028
2. 颈动脉体瘤是恶性肿瘤吗？ / 028
3. 颈动脉体瘤会引起患者身体不适吗？ / 029
4. 颈动脉体瘤会压迫颈动脉吗？ / 029
5. 发现颈部肿物后应该如何就诊呢？ / 030
6. 颈动脉体瘤患者应采取药物治疗还是手术治疗呢？ / 030
7. 颈动脉体瘤患者的手术风险有多大？ / 031
8. 颈动脉体瘤患者的预后如何？ / 031
9. 颈动脉体瘤的患病率如何？ / 031
10. 颈动脉体瘤患者治疗后会复发吗？ / 031

六、大动脉炎

1. 什么是大动脉炎？ / 032
2. 导致大动脉炎的原因是什么？ / 032
3. 大动脉炎患者会出现什么症状？ / 032
4. 大动脉炎治疗方法有什么？ / 032
5. 大动脉炎会有什么后果？ / 033
6. 大动脉炎可以预防吗？ / 033
7. 大动脉炎患者有哪些活动不能做？ / 033

七、颅内动脉瘤

1. 颅内动脉瘤患者有什么症状？ / 034

2. 为什么会得颅内动脉瘤？ / 034

3. 颅内动脉瘤患者需要做什么检查？ / 035

4. 颅内动脉瘤怎么治疗？ / 035

5. 颅内动脉瘤患者手术风险多大？ / 035

6. 颅内动脉瘤患者能通过药物治疗吗？ / 035

7. 颅内动脉瘤如果不管它，能自己好吗？ / 035

8. 颅内动脉瘤可以预防吗？ / 036

9. 做完颅内动脉瘤手术，会复发吗？ / 036

10. 颅内动脉瘤患者术后需要长期吃药吗？ / 036

11. 颅内动脉瘤患者术后需要多久恢复？ / 036

12. 可以通过改变生活方式来治疗颅内动脉瘤吗？ / 036

13. 颅内动脉瘤会遗传吗？ / 037

14. 中医能治疗颅内动脉瘤吗？ / 037

15. 得了颅内动脉瘤以后还能做运动吗？ / 037

16. 颅内动脉瘤患者需要定期复查吗？ / 037

17. 颅内动脉瘤会导致生命危险吗？ / 037

18. 颅内动脉瘤患者平常吃饭有需要注意的吗？ / 038

八、顽固性鼻出血

1. 什么是顽固性鼻出血？ / 039

2. 顽固性鼻出血患者有什么表现？ / 039

3. 怎么区分顽固性鼻出血和一般鼻出血？ / 040

4. 有哪些原因会导致顽固性鼻出血？ / 040

5. 出现顽固性鼻出血后应如何紧急处理？ / 040
6. 如果得了顽固性鼻出血应该做哪些检查？ / 041
7. 顽固性鼻出血有什么治疗方法？ / 041
8. 顽固性鼻出血怎么预防？ / 041
9. 顽固性鼻出血会对身体健康造成影响吗？ / 042
10. 顽固性鼻出血患者在日常生活中需要注意什么？ / 042

九、烟雾病

1. 烟雾病是脑袋"冒烟"吗？ / 043
2. 烟雾病是一种罕见病吗？ / 044
3. 烟雾病在男女老少中的患病率一样吗？ / 044
4. 烟雾病的病因是什么？ / 044
5. 烟雾病的分期都有哪些？ / 044
6. 烟雾病患者都有症状吗？ / 046
7. 烟雾病患者的常见表现都有哪些？ / 046
8. 烟雾病患者最严重的表现是什么？ / 047
9. 儿童发生烟雾病的临床表现是什么呢？ / 048
10. 发现烟雾病怎么办？ / 048
11. 烟雾病主要的检查方式是什么？ / 048
12. 烟雾病能自愈吗？ / 049
13. 烟雾病有确切的药物治疗方法吗？ / 049
14. 烟雾病的治疗方法都有哪些？ / 049
15. 烟雾病手术治疗都有哪些方案？ / 050
16. 烟雾病患者在日常生活中应注意些什么？ / 050

17. 推荐的烟雾病患者饮食方案？ / 051

18. 烟雾病患者术后何时复查？ / 051

十、颈部血管瘤

1. 颈部血管瘤是肿瘤吗？ / 052

2. 颈部血管瘤是先天形成的吗，病因是什么？ / 052

3. 颈部血管瘤患者一般会有哪些症状？ / 053

4. 有颈部血管瘤但没有不舒服，不治疗可以吗？ / 053

5. 颈部血管瘤患者一般需要做什么检查呢？ / 053

6. 颈部血管瘤的主要治疗方法有哪些？ / 054

7. 什么是颈部血管瘤硬化剂治疗？ / 054

8. 颈部血管瘤怎样介入治疗？ / 054

9. 做颈部血管瘤介入治疗常用的硬化栓塞材料是什么？ / 055

10. 颈部血管瘤是不是手术切除效果更好？ / 055

11. 颈部血管瘤患者术后需要服药吗？ / 055

12. 颈部血管瘤会转移或复发吗，会遗传给下一代吗？ / 055

第二篇 胸腹篇

一、主动脉夹层

1. 突然感觉前胸后背疼痛剧烈，血压升高，是怎么回事？ / 058

2. 主动脉夹层是什么病? / 059

3. 为什么会得主动脉夹层呢? / 059

4. 确定主动脉夹层应该做什么检查呢? / 059

5. 主动脉夹层患者需要紧急手术吗? / 060

6. 主动脉夹层的手术都是怎么做的呢? / 060

7. 主动脉夹层手术是全身麻醉吗?支架分进口、国产的吗?效果一样吗? / 060

8. 血压高的主动脉夹层患者应该把血压控制在什么范围呢? / 061

9. 做主动脉夹层手术之前,前胸后背疼痛正常吗? / 061

10. 主动脉夹层患者的饮食有什么需要注意的吗? / 061

11. 主动脉夹层患者便秘怎么办? / 062

12. 患主动脉夹层,但没什么感觉了,下床走走没事吧? / 062

13. 主动脉夹层患者术后需要长期口服药物吗? / 063

14. 主动脉夹层患者术后多长时间复查,在日常生活中应该注意什么呢? / 063

二、腹主动脉瘤

1. 什么是腹主动脉瘤? / 064

2. 腹主动脉瘤是恶性肿瘤吗? / 065

3. 腹主动脉瘤真的那么严重吗? / 065

4. 除了体检,应该怎么去辨别有没有得腹主动脉瘤? / 066

5. 腹主动脉瘤该怎么治疗呢? / 066

6. 腹主动脉瘤的手术是怎么做的呢? / 067

7. 腹主动脉瘤手术风险高吗? / 068

8. 腹主动脉瘤患者做完手术是不是还需要终身服药? / 069

9. 腹主动脉瘤患者术后需要注意什么? / 069

三、肾动脉狭窄

1. 血压高的患者为什么要行肾动脉超声检查? / 070

2. 什么是肾动脉狭窄,有什么危害? / 070

3. 肾动脉狭窄的原因是什么? / 071

4. 发现肾动脉狭窄怎么办? / 071

5. 肾动脉狭窄需要怎么治疗? / 072

6. 刚做完肾动脉狭窄手术可以进食饮水吗? / 073

7. 肾动脉狭窄患者术后还会复发吗,生活上怎么预防呢? / 074

8. 做完肾动脉狭窄手术后还能抽烟喝酒吗? / 074

9. 肾动脉狭窄患者术后还能干活吗? / 074

10. 肾动脉狭窄患者手术出院后在饮食方面需要注意什么? / 075

四、肠系膜上动脉栓塞

1. 肚子痛,都是肠道犯的病吗? / 076

2. 肠系膜上动脉为什么会被堵呢? / 076

3. 肠系膜上动脉的栓子都是从哪里来的呢? / 077

4. 什么是肠系膜上动脉栓塞？ / 078
5. 肠系膜上动脉栓塞患者的临床表现是什么？ / 078
6. 肠系膜上动脉栓塞的患者需要做哪些检查？ / 079
7. 得了肠系膜上动脉栓塞，怎么治疗呢？ / 079
8. 肠系膜上动脉栓塞患者应到哪些科室就诊？ / 080
9. 肠系膜上动脉栓塞的主要治疗方式有哪些？ / 080
10. 肠系膜上动脉栓塞患者的最佳治疗方式是什么？ / 081
11. 肠系膜上动脉栓塞患者治疗的最主要目的是什么？ / 081
12. 肠系膜上动脉栓塞的介入治疗方法都有哪些？ / 081
13. 肠系膜上动脉栓塞患者术后何时可以进食？ / 081

五、腹部综合介入治疗

1. 肝硬化患者在什么情况下需要前往血管外科进行处理？ / 083
2. 体检发现肝血管瘤怎么办？ / 083
3. 肝癌晚期患者不能接受手术切除时，血管外科有什么治疗方法吗？ / 084
4. 孩子精索静脉曲张，有不开刀、没有瘢痕的手术方式吗？ / 084
5. 得了子宫腺肌症后月经量大，可以介入治疗吗？ / 084
6. 孩子出现尿血，医生说是胡桃夹综合征是怎么回事？ / 085
7. 肺癌患者出现胳膊和面部肿胀，是怎么回事？ / 085
8. 下腔静脉滤器必须取出吗？ / 085

第三篇　四肢篇

一、下肢静脉血栓

1. 一条腿全肿，活动时憋胀，几天不见好，该怎么办？　/ 088
2. 日常生活的哪些因素容易诱发下肢静脉血栓？　/ 088
3. 得了下肢静脉血栓，一般会有哪些症状？　/ 089
4. 下肢静脉血栓对身体有哪些影响呢？　/ 089
5. 下肢静脉血栓会危及生命吗？　/ 090
6. 下肢静脉血栓需要怎么治疗？　/ 090
7. 预防血栓脱落的"滤网"是什么？　/ 091
8. 放置下腔静脉滤器时需要开刀手术吗？　/ 092
9. 下腔静脉滤器放入身体后还需要取出来吗？　/ 092
10. 下腔静脉滤器是放在腿部的血管里吗？　/ 092
11. 下肢静脉血栓需要手术治疗吗？　/ 093
12. 常用的治疗下肢静脉血栓的药物有哪些呢？　/ 093
13. 如果发生了肺动脉栓塞，应该去哪个科室就诊？　/ 094
14. 有哪些方法能够预防下肢静脉血栓的发生？　/ 094
15. 静脉血栓经治疗后去哪里了？　/ 094
16. 医生说的新鲜血栓和陈旧血栓是什么意思？　/ 095
17. 静脉血栓会导致截肢吗？　/ 095

二、下肢静脉曲张

1. 腿上蚯蚓状的血管团是什么？　/ 096

2. 如何确认自己得了下肢静脉曲张？ / 096

3. 下肢静脉曲张是否可以药物治疗，还有没有别的
保守治疗方法？ / 098

4. 下肢静脉曲张到什么程度就需要手术了呢？ / 098

5. 下肢静脉曲张手术都有哪些方法呢？ / 098

6. 下肢静脉曲张患者术后需要注意什么？ / 099

7. 下肢静脉曲张患者做完手术会不会复发？ / 100

三、下肢淋巴水肿

1. 腿突然肿了，会是什么原因呢？ / 101

2. 为什么会得下肢淋巴水肿？ / 101

3. 什么样的人容易得下肢淋巴水肿？ / 101

4. 除了腿肿，下肢淋巴水肿患者还有哪些典型的
表现？ / 102

5. 如果出现了上述的症状，患者该怎么办？ / 102

6. 下肢淋巴水肿有哪些治疗的方法？ / 102

7. 应该如何预防下肢淋巴水肿？ / 103

四、下肢动脉硬化闭塞症

1. 腿脚发凉，走一会儿就需要歇一下，走得越快腿
越疼，是什么原因？ / 104

2. 如果怀疑腿和脚的供血不足，需要去哪个科室就
诊，做哪些检查呢？ / 105

3. 检查发现下肢动脉有斑块，甚至出现狭窄和闭塞

怎么办? / 105

4. 动脉里出现斑块一般与哪些因素有关呢? / 106

5. 下肢动脉斑块对身体有哪些影响呢? / 106

6. 出现下肢动脉狭窄和闭塞需要如何治疗呢? / 107

7. 下肢动脉闭塞的手术一般怎么做呢? / 107

8. 下肢动脉闭塞患者放完支架后有什么注意事项吗? / 107

9. 下肢动脉闭塞患者做完手术意味着治疗

　　结束了吗? / 108

五、糖尿病足

1. 糖尿病患者左脚踇趾被新鞋磨破,伤口越来越大是

　　怎么回事? / 109

2. 什么是糖尿病足? / 109

3. 糖尿病足患者足部感染都有哪些表现? / 110

4. 糖尿病患者怎样知道是否发生了神经病变

　　或下肢动脉血管病变? / 110

5. 糖尿病足怎样治疗? / 110

6. 糖尿病足怎样预防? / 111

7. 糖尿病患者足部有骨骼畸形怎么办? / 111

8. 糖尿病患者下肢动脉血管内有硬化斑块怎么办? / 111

六、肢体动脉栓塞

1. 右腿突然发凉、麻木、疼痛,这是得了什么病? / 112

2. 什么是肢体动脉栓塞? / 112

3. 什么是栓子？堵塞动脉血管的栓子是哪来的？ / 113

4. 心房颤动的患者会更容易得肢体动脉栓塞吗？ / 114

5. 肢体动脉栓塞患者出现腿发凉可以用热水袋热敷吗？ / 114

6. 做什么检查能诊断肢体动脉栓塞呢？ / 115

7. 怎么治疗肢体动脉栓塞？ / 115

8. 患者出现肢体动脉栓塞后做取栓手术就能痊愈吗？ / 115

9. 肢体动脉栓塞的危害这么大，高风险患者怎样预防？ / 116

参考文献 / 117

第一篇

头颈篇

一 颈动脉狭窄

1 体检时发现颈动脉斑块怎么办?

答:体检时发现颈动脉斑块不用急。颈动脉斑块的形成及增长是一个缓慢长期的过程,多数患者的斑块较小,只需要口服药物治疗,少数患者斑块增大到一定程度时才需要外科手术干预治疗。

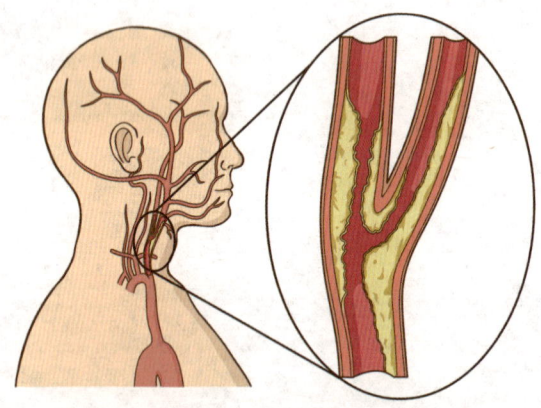

2 哪些人应警惕颈动脉斑块呢?

答:颈动脉斑块的形成常常是动脉粥样硬化的结果。随着年龄的增长,动脉粥样硬化往往会愈加严重,因此中老年人应更加警惕颈动脉斑块。

3. 颈动脉斑块有可能造成颈动脉狭窄或闭塞吗？

答：有可能。颈动脉斑块是在颈动脉内膜上增生形成的，凸向管腔。若斑块增大，可能会逐渐堵塞动脉管腔，造成管腔狭窄或闭塞。

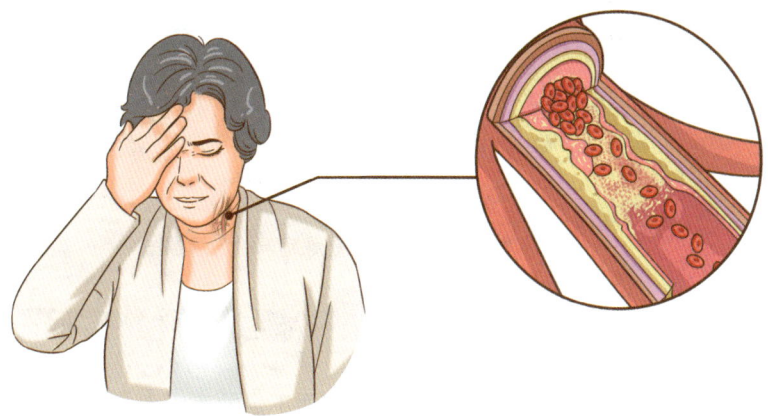

4. 颈动脉壁上的斑块有可能脱落吗？

答：有可能。不稳定的颈动脉斑块有可能会脱落，从而导致脑卒中。25%～30%的颈动脉狭窄与缺血性脑卒中有着密切的关系。

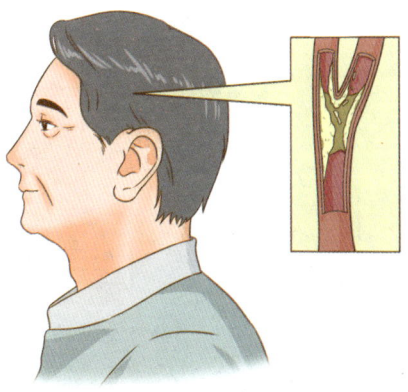

5　颈动脉狭窄的患病率高吗?

答:颈动脉狭窄的患病率往往随着年龄增长而增加,尤其是中老年人群。老年人应定期进行颈动脉超声检查,监测斑块进展。

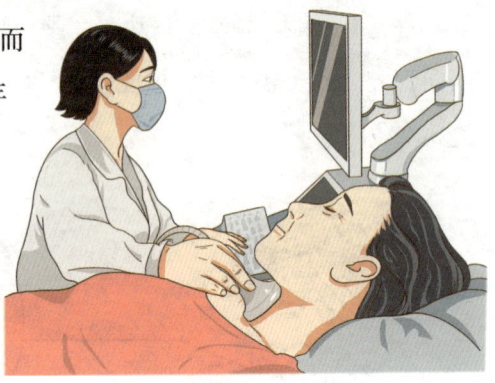

颈动脉超声检查示意图

6　出现什么样的表现时要怀疑颈动脉狭窄呢?

答:颈动脉狭窄可能会引起脑供血不足的表现,常见的有头晕、视物模糊、言语不清、面部或肢体无力、行走困难等。

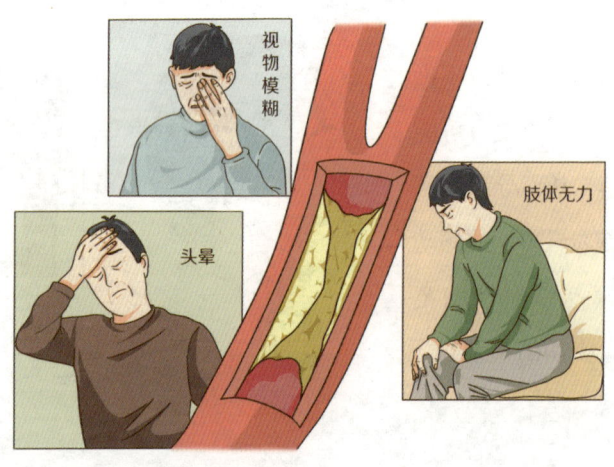

7 生活中哪些因素可能引起颈动脉狭窄呢?

答:颈动脉斑块造成的动脉狭窄,是血管老化的表现,所以高龄是最主要的原因。还有其他危险因素,比如高血压、糖尿病、吸烟、肥胖、缺乏运动等,都会导致颈动脉狭窄。

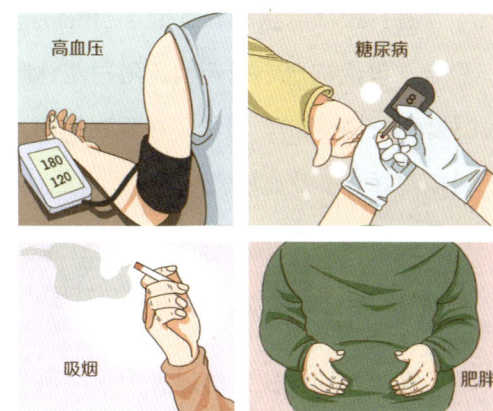

8 颈动脉狭窄患者会有生命危险吗?

答:会。颈动脉狭窄患者往往会有很多并发症,其中影响最大的是脑卒中,脑卒中严重者可危及生命。

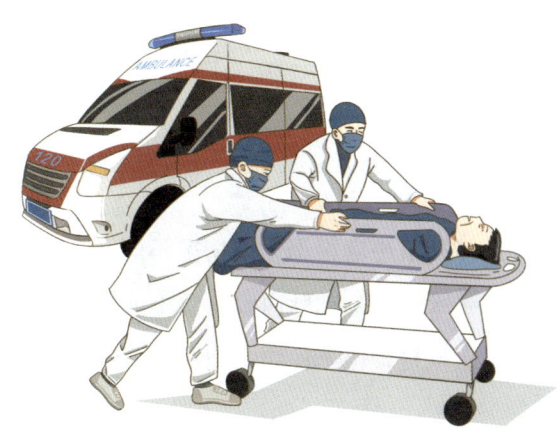

9 颈动脉狭窄可以通过药物治疗吗?

答:颈动脉狭窄程度低于 50% 的患者可以通过口服药物治疗,包括抗血小板药物(阿司匹林肠溶片等)和降脂药物(他汀类药物等)。当然,在观察期间,患者需严格戒烟,同时控制好心率及血压。

10 降脂药物必须晚上吃吗?

答:颈动脉狭窄的患者为了降血脂及稳定斑块,常需要口服他汀类药物治疗。由于人体胆固醇等脂质的代谢在夜间和凌晨达到高峰,所以降脂药物的口服时间一般宜在睡前。

11 颈动脉狭窄患者什么时候需要手术治疗?

答:根据颈动脉狭窄程度及患者症状,可参考手术指征为颈动脉狭窄程度 ≥ 50% 并伴有头晕等症状者,颈动脉狭窄程度 ≥ 70% 并无明显症状者。

12 颈动脉狭窄患者如何手术治疗?

答:颈动脉狭窄患者根据个体情况不同,有两种手术方式。一为开放手术,即颈动脉内膜切除术。该术式手术创伤稍大,患者术后恢复较慢,住院时间较长,但可把颈动脉斑块彻底清除。二为腔内修复术，即颈动脉支架植入术。此术式对患者的手术创伤较小，但费用较高。两种手术方式各有优缺点，需根据患者基本情况、既往病史、狭窄程度、个人意愿等因素综合考虑。

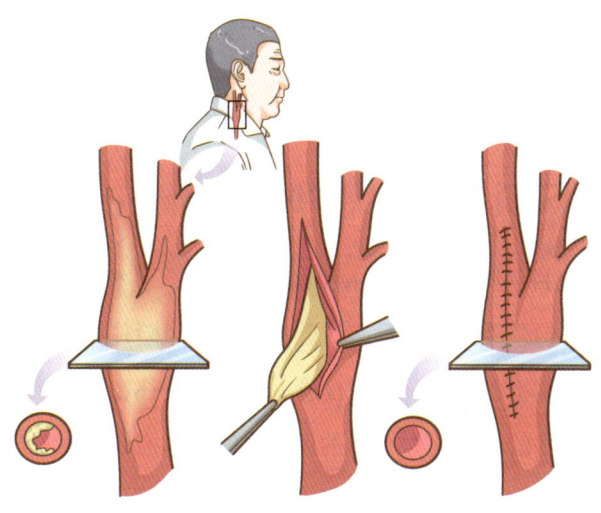

颈动脉内膜切除术示意图

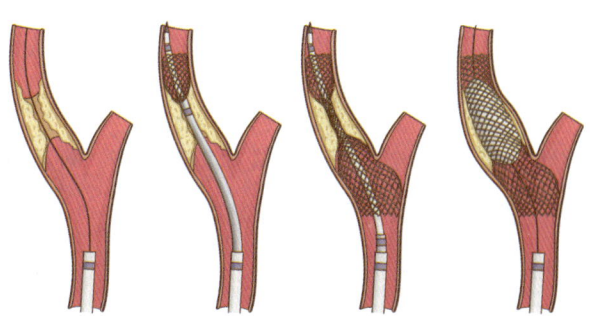

颈动脉支架植入术示意图

13 颈动脉狭窄患者术后需要长期口服药物吗?

答:需要。药物治疗作为颈动脉狭窄患者的基本治疗方法,无论手术与否,都需要长期进行,只是口服药物的种类有所不同。一般患者术后仍需要长期口服抗血小板及降脂药物,并根据定期复查的结果由医生调整口服药物的剂量及种类,避免自行更改或停药。

14 颈动脉狭窄的手术风险高吗?

答:目前随着医疗技术和器械的进步,手术治疗已经非常成熟了,但是手术肯定是有风险的,这些风险往往来源于患者的年龄、基本身体情况、术前合并症等。往往在达到手术标准且不做手术的风险比做手术的风险大时,才需要手术处理。因此建议发现颈动脉狭窄的患者及时就诊,保证治疗效果。

15 颈动脉狭窄患者术后需要注意什么?

答:手术治疗后的患者正常工作、生活、轻度锻炼等,都是可以的,但仍需严格戒烟,规律口服药物,规律饮食睡眠,平时注意休息。术后需要定期复查,术后3个月、半年、一年各复查一次。

(编者:张峰 张楠 崔南奇,校对:池魁)

二 颈内动脉闭塞

1. 感到头晕和视物模糊与颈内动脉闭塞有关吗?

答:是的,有可能是有关的,头晕和视物模糊是颈内动脉闭塞患者的常见症状之一。因此如果感到头晕和视物模糊,要考虑颈内动脉闭塞的可能性。

2. 有短暂性脑缺血发作(TIA)病史,是否存在脑卒中风险?

答:TIA 是脑卒中的前兆,确实意味着存在脑卒中的风险。医生需要进一步评估患者病情,确定最佳的治疗方案。

3. 确诊颈内动脉闭塞需要进行哪些检查?

答:通常需要进行超声检查、磁共振血管成像(MRA)或 CT 血管造影来确认诊断。这些检查可以提供详细的血管图像,帮助医生了解患者颈内动脉的情况。

4 颈内动脉闭塞有哪些治疗方法？

答：常规治疗方法包括药物治疗、手术治疗（如颈内动脉内膜切除术、颈内动脉支架植入术）以及介入治疗（如颈动脉球囊扩张术）。针对患者病情，医生将根据详细的评估结果来制订最适合患者的治疗计划。

5 颈内动脉闭塞患者治疗后是否有复发的风险？

答：预后因个体情况而异。但治疗后，大多数患者的症状会有所改善。关于复发的风险，医生会在治疗计划中详细讨论，并为患者提供适当的预防建议。

6 如何预防颈内动脉闭塞再次发生？

答：预防颈内动脉闭塞再发的关键是改变生活方式。戒烟、控制血压、控制血糖和血脂等，是预防措施的重要部分。此外，定期进行医学检查和接受随访也很重要。

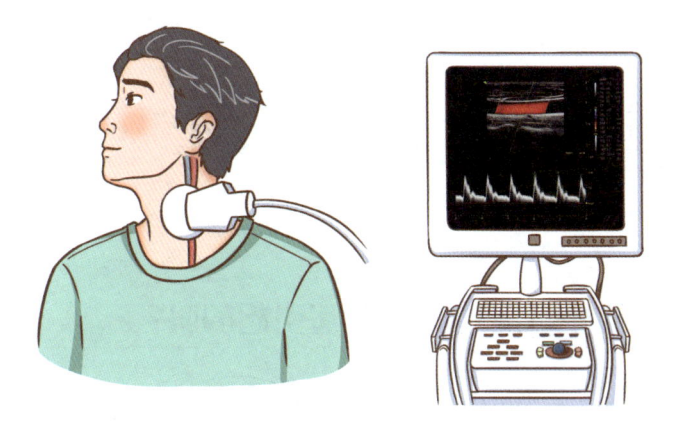

颈内动脉闭塞患者进行超声筛查示意图

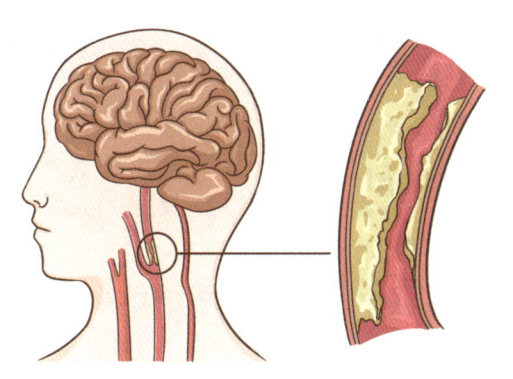

颈内动脉闭塞患者血管形态示意图

（编者：张峰　袁涛，校对：池魁）

三 颅外段椎动脉狭窄

1 头晕可能是脑血管病引起的吗？

答：头晕不可小视。多种原因可能引起头晕不适，其中脑血管狭窄或闭塞导致的缺血性脑病或脑卒中引发的头晕较为多见。出现头晕症状应及时就医。

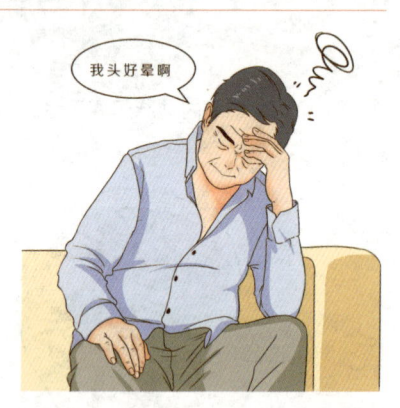

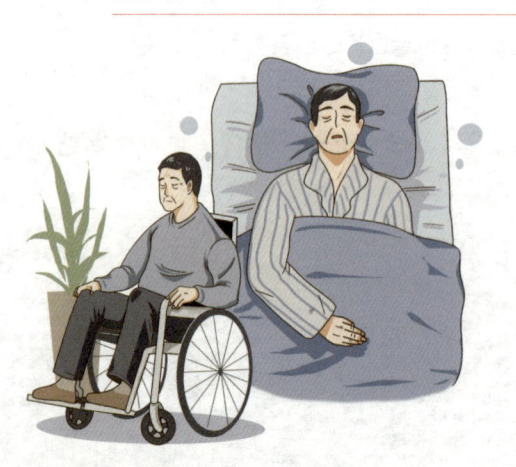

2 颅外段椎动脉狭窄伴偶有头晕，后果严重吗？

答：我国每年新发脑卒中患者超过 200 万人，死于脑卒中的约 150 万人。25%～40% 的短暂性脑缺血发作或者脑卒中发生在后循环供血区，而 20% 的后循环导致的卒中是由颅外段椎动脉狭窄引起的。因此，颅外段椎动脉狭窄严重者会出现偏瘫甚至生命危险。

3 什么样的人要注意有动脉粥样硬化呢？

答：动脉粥样硬化是专业医生才能给予的诊断，建议有危险因素的人及时到医院就诊以得到明确诊断。危险因素包括年龄大于 40 岁、高血压、糖尿病、高脂血症、吸烟等。

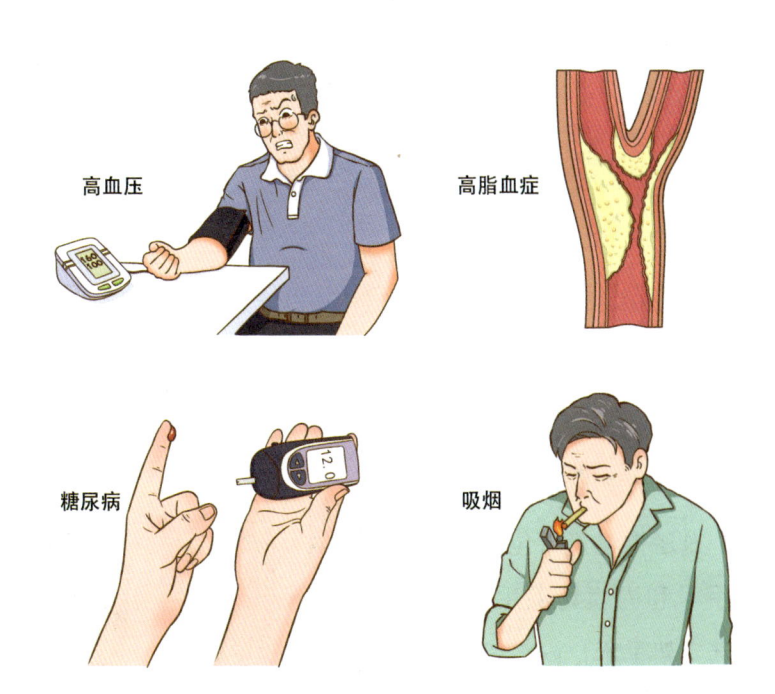

高血压

高脂血症

糖尿病

吸烟

4 颅外段椎动脉狭窄患者有哪些症状?

答：颅外段椎动脉狭窄可以导致进入脑部的血液不足，导致患者大脑神经的缺血、缺氧，进而可能导致头痛、眩晕等症状。

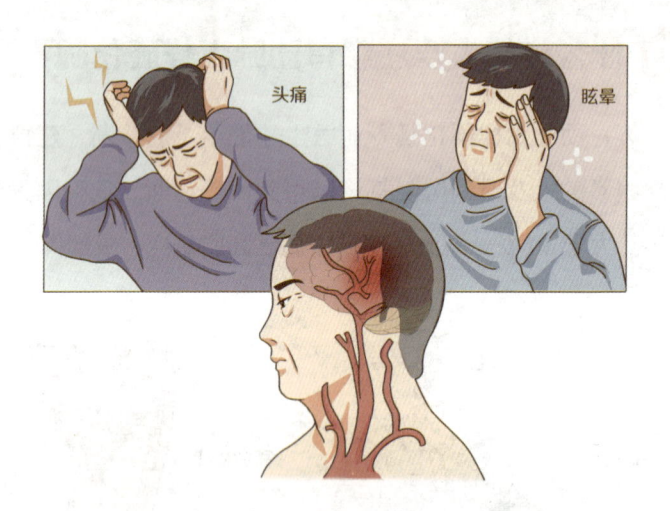

5 颅外段椎动脉狭窄患者的治疗方案有哪些?

答：治疗颅外段椎动脉狭窄疾病的方法包括药物治疗、椎动脉血运重建等。血运重建策略包括支架手术和内膜切除手术。首选支架手术，内膜切除手术治疗目前仅推荐作为支架治疗失败的备选方案。

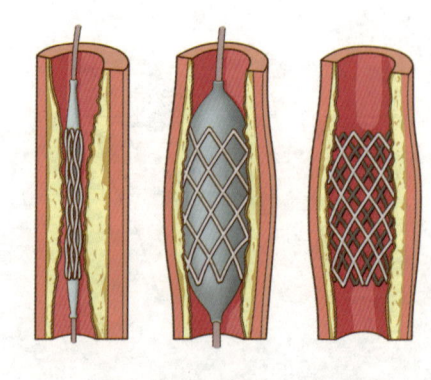

支架手术示意图

6. 颅外段椎动脉狭窄患者什么时候需要支架治疗呢?

答:(1)一侧颅外段椎动脉狭窄≥50%,伴有对侧椎动脉狭窄或闭塞或发育不良,或者对侧椎动脉没有参与到基底动脉;有前循环的血管病变(狭窄或闭塞),后循环通过Willis环(基底动脉环)对前循环有重要的代偿作用。

(2)双侧椎动脉狭窄≥50%,伴有后循环缺血性卒中/TIA;或者前循环的血管病变(狭窄或闭塞),后循环通过Willis环对前循环有重要代偿作用。

7. 高血压是颅外段椎动脉狭窄患者手术治疗的禁忌证吗?

答:当然是。患者在围手术期需要做好血压管理,因为在颅外段椎动脉狭窄的介入治疗操作过程中,血流的变化会

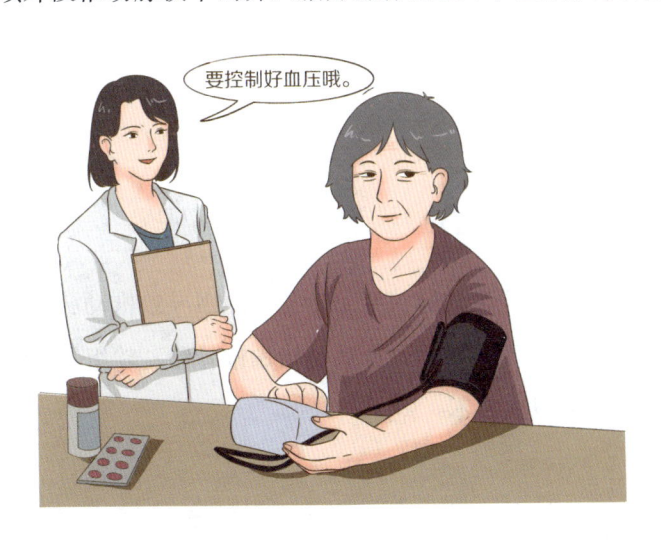

直接影响颅内血供情况。术前血压最高不应超过 150/90mmHg；术后血压宜维持在不高于术前水平，波动幅度不应超过 25%。

8 颅外段椎动脉狭窄患者支架治疗术后会再次狭窄吗？

答：患者的颅外段椎动脉在支架治疗术后再狭窄的情况有可能发生，因此患者术后需要长期口服药物来预防。术后再狭窄主要发生于术后 1 年内，因此建议患者术后 1 个月、3 个月、6 个月、12 个月各随访一次，术后 1 年建议每半年随访 1 次，以评估再狭窄率。

9 颅外段椎动脉狭窄患者生活中应注意什么？

答：应注重生活方式管理，包括戒烟限酒、健康饮食、规律运动、控制体重等，还应控制好其他危险因素，如高血压、高血脂等。非动脉粥样硬化因素引起疾病的患者应积极治疗原发病。

10 颅外段椎动脉狭窄是颈椎病吗？

答：颅外段椎动脉狭窄是指各种原因导致椎动脉狭窄引起的血液供应不足，而颈椎病是指颈椎骨骼、软组织等结构的病变，所以二者不一样。

颅外段椎动脉狭窄示意图　　颈椎病示意图

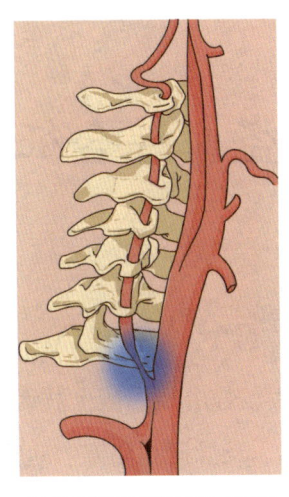

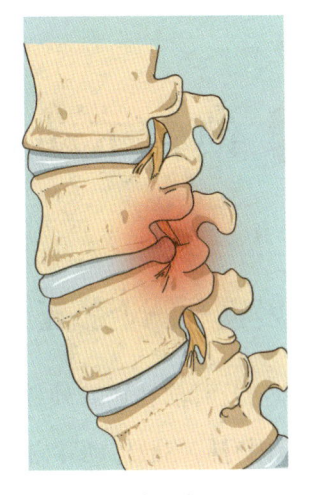

（编者：张峰　张楠，校对：池魁）

四 锁骨下动脉盗血综合征

1 发现一侧上肢无脉搏怎么办?

答:及时前往血管外科就医。若出现一侧上肢无脉搏,可能原因有同侧肢体动脉内血栓、动脉硬化闭塞、动脉瘤合并血栓等情况导致动脉血流中断,要及时就医明确病因。

2 双上肢收缩压压差过大是怎么回事?

答:健康人双上肢血压也可能存在不一致的情况,但是相差不会太大。如果压差大于 20mmHg,我们就要警惕血压

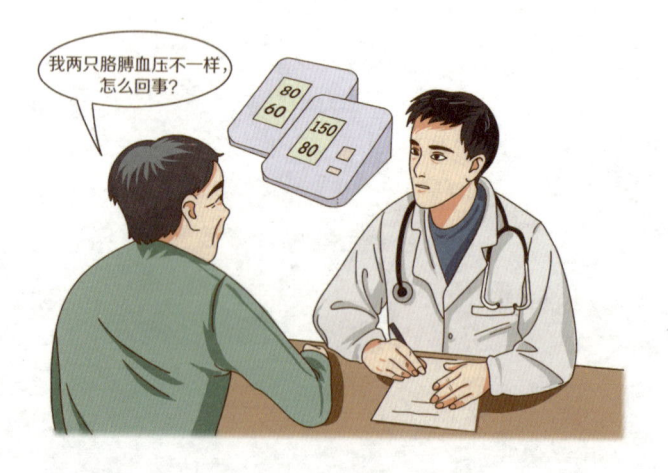

低的一侧存在动脉狭窄或闭塞的可能,此时要及时前往血管外科就诊明确疾病情况。

3 锁骨下动脉盗血综合征盗的是哪里的血呢?

答:锁骨下动脉盗血综合征是指锁骨下动脉起始部位狭窄或闭塞后,上肢会"盗取"本应该流向小脑的血液,以供应自身的需求。

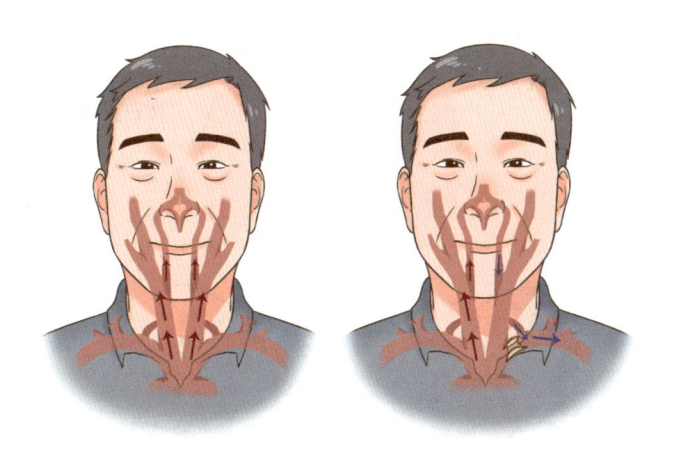

锁骨下动脉盗血综合征患者正常与异常血供示意图

4 锁骨下动脉盗血综合征会导致哪些症状?

答:锁骨下动脉盗血综合征的症状可以因个体情况而异,患者甚至没有临床症状。一部分人发现在手臂摸不到脉搏、测不出血压或者双臂血压测量数值不一致，可能伴有上肢活动后的无力感，手指感觉异常发冷，颜色发紫，也可能会伴随头晕或眩晕等症状。

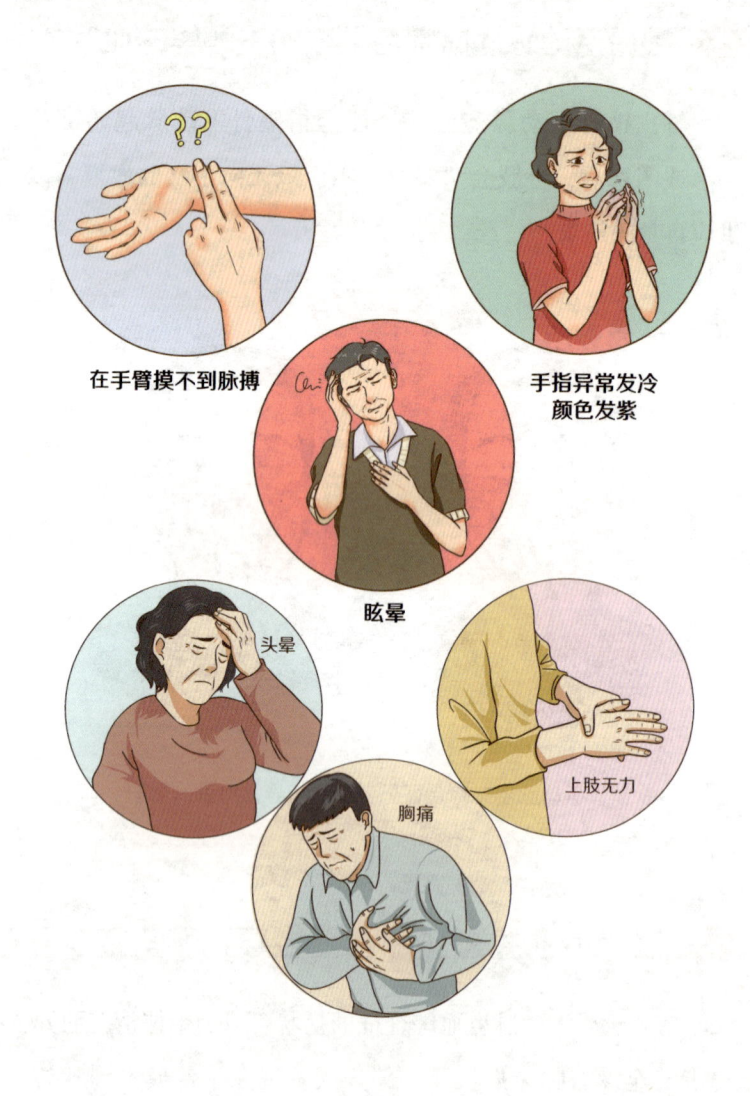

在手臂摸不到脉搏

手指异常发冷颜色发紫

眩晕

头晕

上肢无力

胸痛

5 锁骨下动脉盗血综合征导致的头晕发生在什么时候呢?

答:头晕常常间断发作,休息后多数可自行缓解。有时抬高上肢会加重发作。

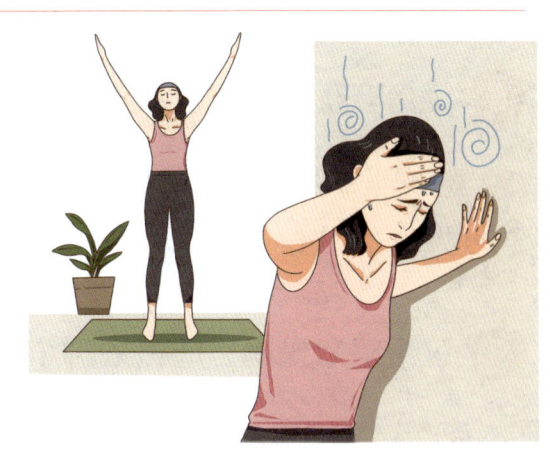

6 锁骨下动脉盗血综合征的患病率高吗?

答:国外社区老年人患病率约2%,其中70岁以上人群约占9%。老年患者常合并其他动脉疾病,其中合并冠状动脉、颈动脉、下肢动脉疾病的比例分别高达50%、29%和27%。

7 什么样的人应该警惕锁骨下动脉盗血综合征呢?

答:具备以下任何一条的人群,建议及时到医院就诊检查。有上肢缺血症状,或在体检查体时发现左右侧肱动脉/桡动脉搏动明显不对称,或在锁骨上窝闻及明显血管杂音,两侧肱动脉收缩压差值大于10mmHg；有头晕等后循环缺血的症状及体征；40岁以上伴动脉粥样硬化性心血管疾病者。

8 锁骨下动脉盗血综合征在哪一侧更常见呢？

答：锁骨下动脉盗血综合征好发于左侧，左右侧患病人数比例约为3∶1。

9 这个病严重吗，应该去哪个科室就诊呢？

答：这个病可能会由于个体差异、病情严重程度和病因等因素而有所不同，主要影响上肢和脑部的血供。如果有疑似锁骨下动脉盗血综合征的症状，建议尽快前往血管外科就诊。

10 什么样的检查可以发现锁骨下动脉盗血综合征，或者可不可以自检？

答：当然可以！也鼓励患者这样做。这样做能帮助患者达到早发现、早治疗的目的。可以观察手臂和手指的状况，是否感到异常的麻木、刺痛、发冷；可以定期测量双臂的血压，看看是否存在明显的差异，这非常典型，也非常重要；还可以感受自己是否出现如头晕、眩晕、心悸、胸痛等症状。也可以做一些辅助检查来帮助诊断锁骨下动脉盗血综合征，

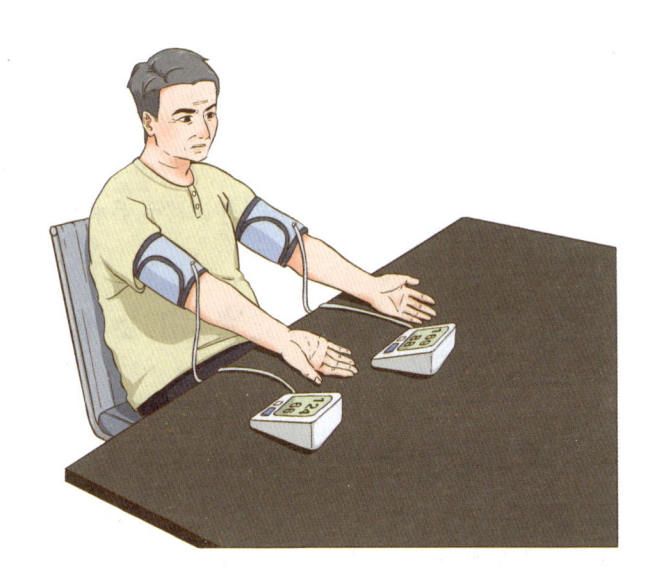

包括锁骨下动脉彩超、血管 CT、血管造影等。

11 得锁骨下动脉盗血综合征的原因是什么？

答：锁骨下动脉盗血综合征的病因是多种多样的，可能是先天性的血管异常，也可能是后天性的外伤、肿瘤或血管病变等。但绝大多数锁骨下动脉盗血综合征都是血管病变导致的，比如动脉粥样硬化等。

12 锁骨下动脉盗血综合征应该怎么治疗呢？

答：治疗目标通常是减轻症状、恢复血流、预防并发症、提高生活质量。常见的治疗方法包括药物治疗及手术治疗。

13. 锁骨下动脉盗血综合征患者一定要做手术吗?

答:如果没有临床症状,保守治疗是可以的,一般需要服用控制血压、血脂、血小板聚集等药物;配合生活方式改变,包括戒烟、控制体重、均衡饮食、规律运动等;定期复查。如果患者头晕、上肢缺血症状重,还是建议接受手术治疗。

14. 锁骨下动脉盗血综合征患者的手术治疗有哪些类型呢?

答:一般来说手术治疗分为两种——介入治疗和外科手术治疗。

介入治疗是指腔内血管球囊扩张成形术或支架植入术,简单来说就是用球囊以及支架"撑"开闭塞血管,属于微创手术,目前已成为治疗锁骨下动脉盗血综合征的首选方法。

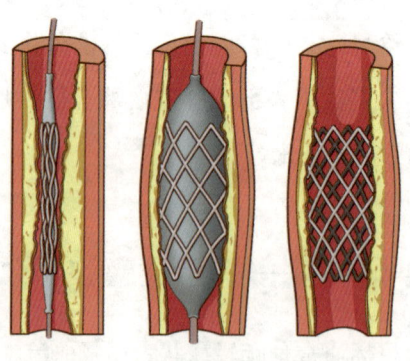

介入治疗示意图

如果患者无法或不愿接受介入手术，也可选择外科手术治疗，如锁骨下动脉旁路手术或锁骨下动脉重建手术。

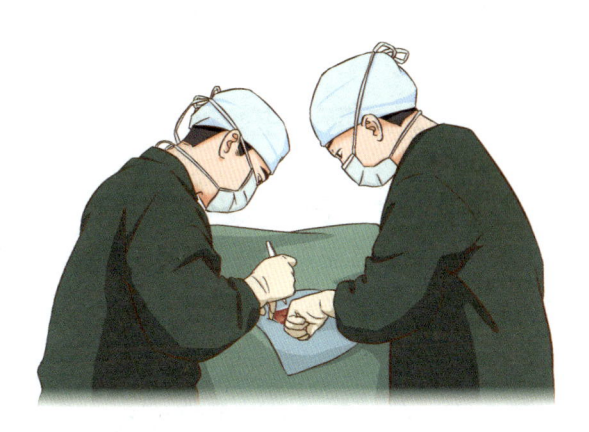

锁骨下动脉旁路手术或锁骨下动脉重建手术示意图

15 如果选择手术治疗，哪种手术比较好？

答：两种手术方式各有优缺点。介入手术的手术时间短，创伤较小，但是费用较高；开刀手术创伤相对较大，手术难度相对较大，患者术后恢复时间相对较长，但费用相对较低。目前来说，更多的患者较容易接受微创（介入手术）治疗。

16 手术风险大吗？

答：随着医学的进步，锁骨下动脉盗血综合征的手术治疗已经较为成熟且逐步作为该病的首选治疗方法了，但是手术总会伴随一定的风险。根据患者年龄、身体情况、既往病史、危险因素等，每个人面临的风险不尽相同。因此建议患者及时前往医院就诊，仔细评估，保证治疗效果。

17 做完手术患者应该注意什么？

答：在住院期间建议患者在医生的指导下，做好配合，预防术后并发症；出院后需要口服一段时间抗血小板聚集的药物，具体根据患者复查的情况调整或者停止服用药物。术后正常的工作和生活一般不受影响，但患者应当注意休息、严格戒烟、控制体重、均衡饮食、适当规律运动，并定期进行复查。

18 锁骨下动脉盗血综合征的患者需要长期服用药物吗？

答：锁骨下动脉盗血综合征的患者无论是否经过手术治疗，都需要长期服用药物来控制症状，但具体用法用量需根据病情而定。

19 锁骨下动脉盗血综合征是否会导致心绞痛？

答：锁骨下动脉盗血综合征可能会导致患者出现心绞痛，但并非所有患者都会出现这种情况。

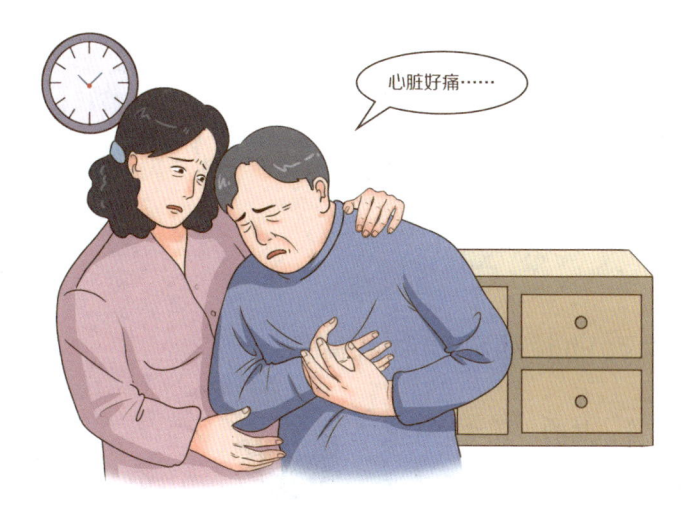

（编者：郭淑芸　李锰　辛鑫　张峰　张楠，校对：池魁）

五 颈动脉体瘤

1 颈动脉体瘤是肿瘤吗?

答:是的。颈动脉体瘤是一种罕见的血管肿瘤,通常发生于颈动脉旁边的颈动脉体。

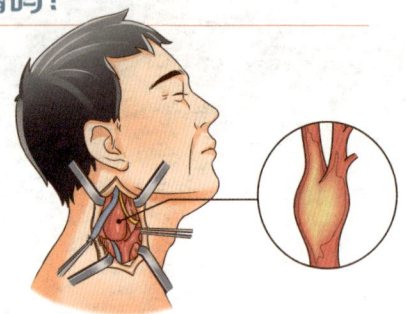

2 颈动脉体瘤是恶性肿瘤吗?

答:颈动脉体瘤通常是良性的,少数情况下也可能恶变。因此,如果发现颈动脉体瘤要及时就医。

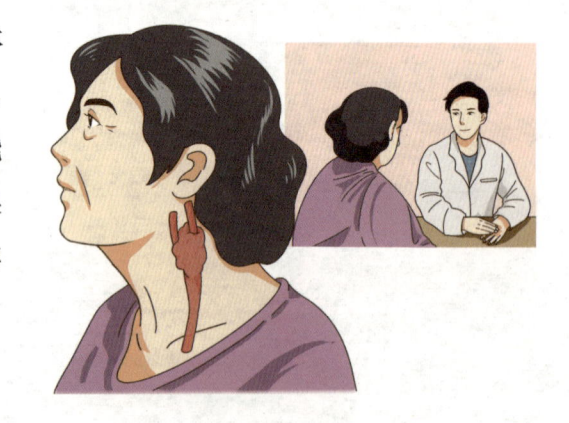

3 颈动脉体瘤会引起患者身体不适吗？

答：颈动脉体作为颈部的重要感觉器官，对于维持血压和血氧含量的平衡非常重要。出现颈动脉体瘤时往往会引起血压及血氧水平异常。

4 颈动脉体瘤会压迫颈动脉吗？

答：可能会。颈动脉体位于颈动脉旁，瘤体增大会压迫周围颈动脉及静脉，引起如头晕、耳鸣、视物模糊甚至晕厥等脑缺血症状；若压迫喉返神经可出现声音嘶哑、呛咳；若压迫舌下神经可出现伸舌偏斜；若压迫交感神经可出现霍纳综合征（Horner 综合征）；若压迫气管可出现呼吸困难等。少

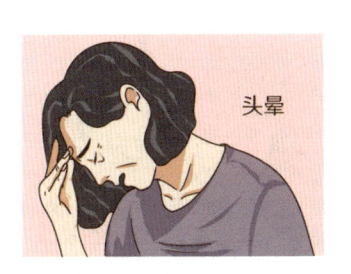

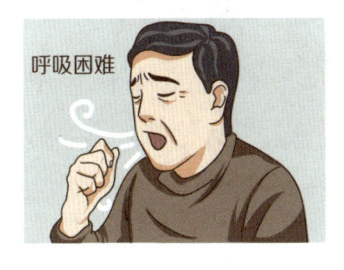

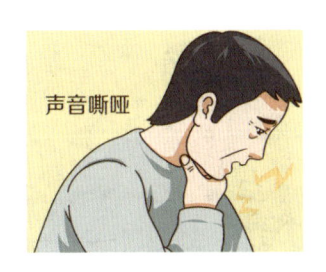

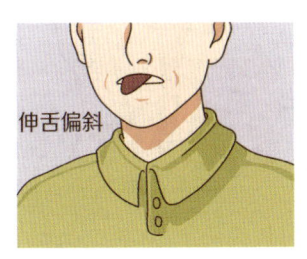

数合并颈动脉窦综合征的患者，体位改变时可能会因肿瘤压迫颈动脉窦而出现心跳减慢、血压下降、晕厥等症状。

5 发现颈部肿物后应该如何就诊呢？

答：发现颈部肿物后应该及时到腺体外科或血管外科就诊，明确肿物的可能来源，切记不可拖延，以免小肿物被养成大肿物。

6 颈动脉体瘤患者应采取药物治疗还是手术治疗呢？

答：治疗以手术切除为主，手术方式有肿瘤剥离术、肿瘤切除合并血管重建术及肿瘤切除合并血管结扎术。

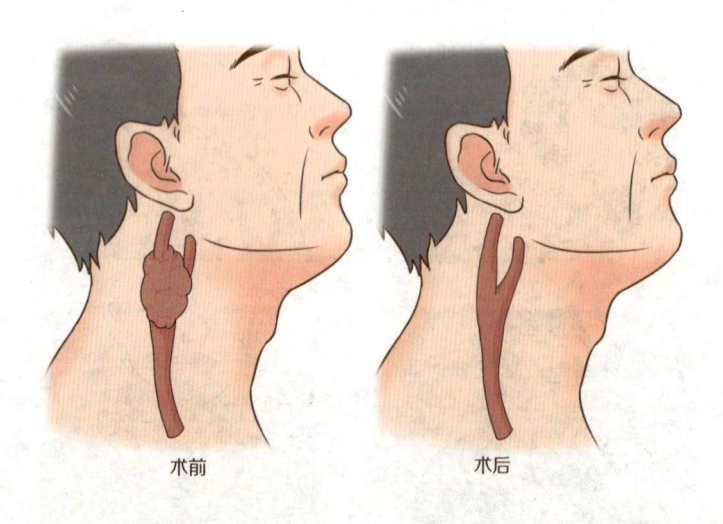

术前　　　　术后

7 颈动脉体瘤患者的手术风险有多大?

答:由于瘤体血供丰富,病变部位特殊,所以手术风险相对较大。但手术的具体风险取决于患者病情严重程度和手术方式,可能包括出血、感染和神经损伤等。

8 颈动脉体瘤患者的预后如何?

答:预后取决于病变的性质和诊疗的及时性。总体来说,颈动脉体瘤越小,治疗效果越好。大多数患者经过治疗后可以获得良好的预后。

9 颈动脉体瘤的患病率如何?

答:颈动脉体瘤的患病率相对较低,属于罕见疾病。颈动脉体瘤的患病率大约每百万人中有 1~2 例。

10 颈动脉体瘤患者治疗后会复发吗?

答:一般来说,颈动脉体瘤患者的复发率相对较低,尤其是在接受了有效的手术治疗后。术后需要定期复查,术后 3 个月、6 个月、12 个月各复查 1 次。

(编者:张峰　张楠,校对:池魁)

六　大动脉炎

1　什么是大动脉炎？

答：大动脉炎是一种罕见的炎症性血管疾病，通常涉及主动脉及其分支。它可能破坏和扩张动脉壁，最终引起严重的并发症。

2　导致大动脉炎的原因是什么？

答：大动脉炎的确切病因尚不清楚，但自身免疫反应被认为是一种可能的因素。遗传、感染和环境因素也可能与该疾病有关。

3　大动脉炎患者会出现什么症状？

答：典型表现为胸痛、发热、乏力、体重减轻和关节疼痛，有时还可能出现动脉瘤、动脉狭窄和血栓等并发症。

4　大动脉炎治疗方法有什么？

答：包括使用免疫抑制剂、类固醇和其他抗炎药物，必要时可手术修复受损的血管。

5 大动脉炎会有什么后果?

答：大动脉炎后期表现因个体而异，但早期诊断和治疗可以改善预后。如果治疗不及时，大动脉炎可能导致严重的并发症甚至危及生命。

6 大动脉炎可以预防吗?

答：由于导致大动脉炎的确切原因尚不清楚，目前尚无特定的预防方法，但保持健康的生活方式和定期体检可以早期发现并治疗该疾病。

7 大动脉炎患者有哪些活动不能做?

答：患有大动脉炎的患者应避免过度劳累和剧烈运动，以免加重血管损伤。

（编者：张峰　袁涛，校对：池魁）

七 颅内动脉瘤

1 颅内动脉瘤患者有什么症状？

答：颅内动脉瘤患者可能会出现剧烈头痛、恶心、呕吐、意识障碍、视物障碍、偏瘫等。

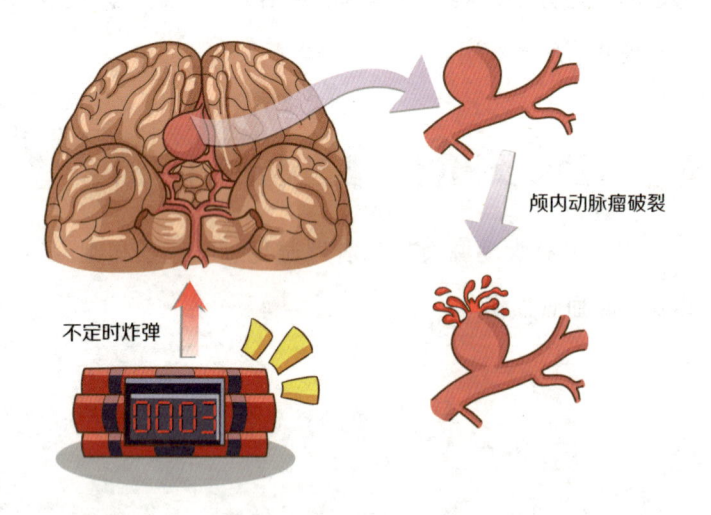

2 为什么会得颅内动脉瘤？

答：导致颅内动脉瘤的因素主要包括动脉壁的先天性异常、高血压、动脉粥样硬化等。

3 颅内动脉瘤患者需要做什么检查？

答：诊断颅内动脉瘤可以通过头部 CT、磁共振成像、脑血管造影等检查。

4 颅内动脉瘤怎么治疗？

答：治疗颅内动脉瘤的方式包括手术治疗、介入治疗和药物治疗。

5 颅内动脉瘤患者手术风险多大？

答：颅内动脉瘤患者手术的风险包括出血、感染、神经功能损伤等。但随着医疗技术的进步，手术风险已经大大降低。

6 颅内动脉瘤患者能通过药物治疗吗？

答：一些颅内动脉瘤患者可以通过药物治疗，如针对高血压和动脉粥样硬化治疗的药物。

7 颅内动脉瘤如果不管它，能自己好吗？

答：目前尚无证据表明颅内动脉瘤患者可以通过自然疗法痊愈。

8 颅内动脉瘤可以预防吗?

答:一些颅内动脉瘤的发生可以通过控制高血压、戒烟、健康饮食等方式进行预防。

9 做完颅内动脉瘤手术,会复发吗?

答:颅内动脉瘤的复发率取决于治疗方式和患者的个体情况,一般来说,手术治疗后的复发率较低。

10 颅内动脉瘤患者术后需要长期吃药吗?

答:根据医生的建议,一些颅内动脉瘤患者需要长期服药以控制血压并预防血栓形成。

11 颅内动脉瘤患者术后需要多久恢复?

答:颅内动脉瘤患者手术后的康复时间因个体而异,一般需要数周到数个月的时间。

12 可以通过改变生活方式来治疗颅内动脉瘤吗?

答:改变生活方式如戒烟、健康饮食、适量运动等,可以帮助患者控制颅内动脉瘤的发展,但不能完全治愈。

13 颅内动脉瘤会遗传吗？

答：一些患者的颅内动脉瘤可能与遗传有关，但并非所有患者的病情都与遗传有关。

14 中医能治疗颅内动脉瘤吗？

答：一些患者可能会尝试中医治疗，但应在专业医生指导下进行，并不是所有颅内动脉瘤患者都适合接受中医治疗。

15 得了颅内动脉瘤以后还能做运动吗？

答：在医生的指导下，一些轻度的体育运动是可以进行的，但要避免剧烈运动和高风险运动。

16 颅内动脉瘤患者需要定期复查吗？

答：颅内动脉瘤患者需要定期复查以监测病情的变化，及时调整治疗方案。

17 颅内动脉瘤会导致生命危险吗？

答：严重的颅内动脉瘤可能导致出血或致命的后果，因此需要及时治疗。

18 颅内动脉瘤患者平常吃饭有需要注意的吗？

答：根据医生的建议，一些颅内动脉瘤患者需要控制饮食，如限制高脂肪、高盐、高糖食物的摄入。

（编者：张峰　袁涛　侯佳豪，校对：池魁）

八 顽固性鼻出血

1 什么是顽固性鼻出血？

答：顽固性鼻出血是指鼻腔出血持续时间较长或反复发作，难以止血的情况。

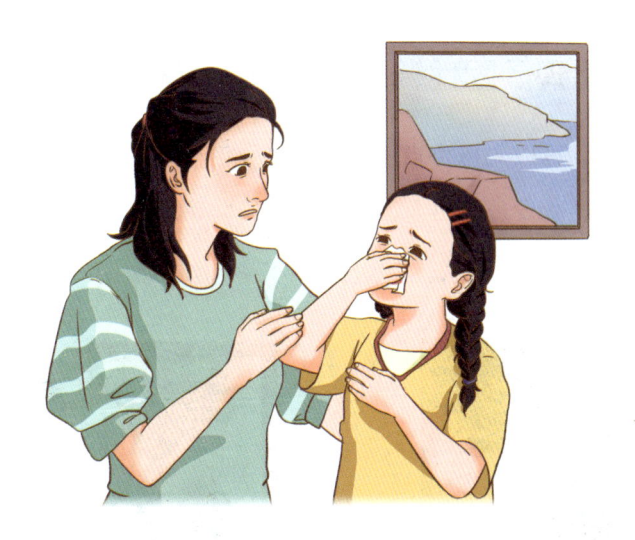

2 顽固性鼻出血患者有什么表现？

答：顽固性鼻出血患者的常见症状包括鼻腔持续出血、鼻腔不适感、血块或血液流出鼻腔、贫血等。

3 怎么区分顽固性鼻出血和一般鼻出血？

答：一般鼻出血通常在较短时间内自行停止，而顽固性鼻出血通常持续时间较长，或者出血频繁，难以止血。

4 有哪些原因会导致顽固性鼻出血？

答：导致顽固性鼻出血的原因包括鼻腔血管异常、鼻腔感染、鼻腔肿瘤、鼻腔外伤等。

5 出现顽固性鼻出血后应如何紧急处理？

答：可以先用手指用力按压鼻翼两侧鼻骨部位，同时向前低头，减少鼻腔出血；避免仰头，防止鼻血流入咽部甚至气管。

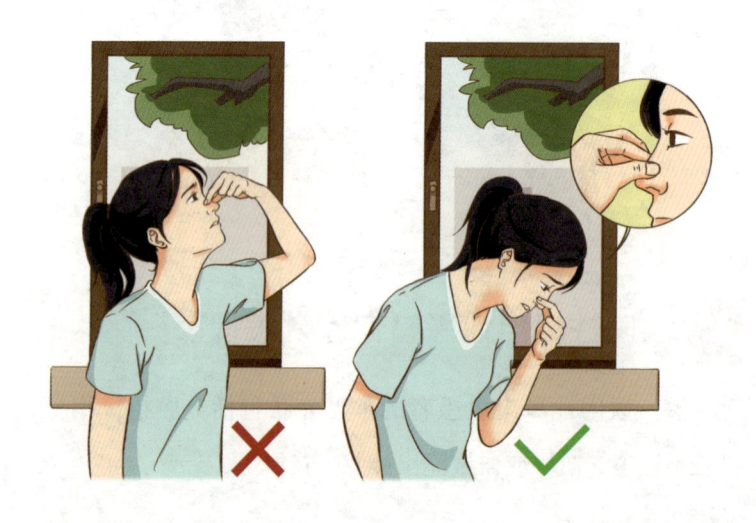

6 如果得了顽固性鼻出血应该做哪些检查?

答：顽固性鼻出血的常见检查包括鼻腔镜检查、鼻腔 CT 或磁共振成像检查、血液凝血功能检查等。

7 顽固性鼻出血有什么治疗方法?

答：顽固性鼻出血的治疗方法包括药物止血、局部止血手术、动脉栓塞术、鼻腔手术等。

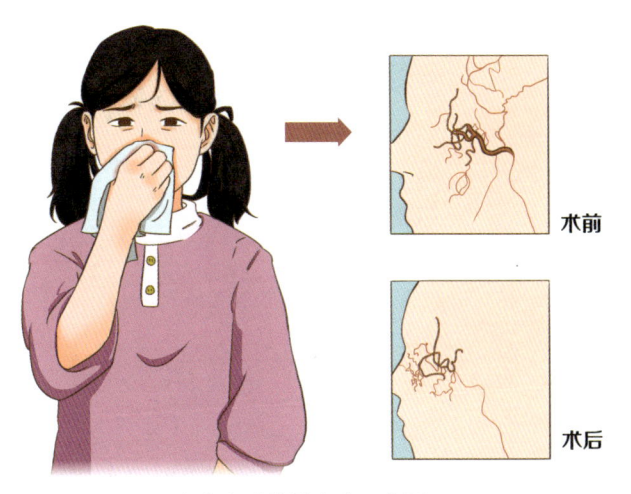

鼻出血动脉栓塞术示意图

8 顽固性鼻出血怎么预防?

答：避免鼻腔外伤、保持鼻腔清洁、避免鼻腔持续干燥等。

9 顽固性鼻出血会对身体健康造成影响吗?

答:长期持续的顽固性鼻出血可能导致贫血、营养不良等身体健康问题。

10 顽固性鼻出血患者在日常生活中需要注意什么?

答:顽固性鼻出血患者的日常护理包括保持鼻腔清洁、避免用力擤鼻涕、保持室内空气湿润等。

(编者:张峰 袁涛,校对:池魁)

九 烟雾病

1 烟雾病是脑袋"冒烟"吗?

答:烟雾病是颅内大动脉进行性狭窄以及继发性明显的小血管侧支形成,在动脉造影时表现出特征性的"烟雾样"外观,并不是脑袋"冒烟"啦。20世纪50年代,两位日本的学者根据该病患者的脑血管动脉造影的表现,形象地将其称为"烟雾病"。

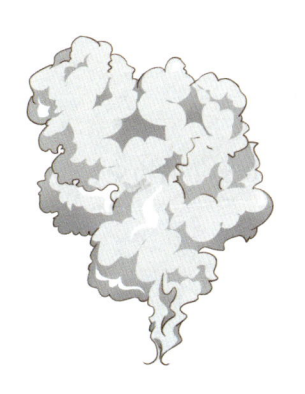

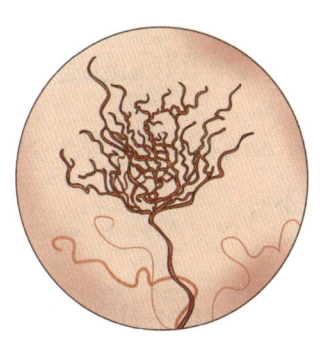

烟雾　　　　脑血管动脉造影"烟雾样"外观

2 烟雾病是一种罕见病?

答:这种疾病患病率很低,但在亚洲可以说是一种并不少见的"罕见病",患病率要高于欧洲、美洲等地。

3 烟雾病在男女老少中的患病率一样吗?

答:烟雾病发病以"欺负儿童青壮年"为特征,呈现 5 岁和 40 岁两个年龄高峰,女性患病率高于男性。如果儿童和青年人有脑梗死或者脑出血病史,要警惕烟雾病的可能性。

4 烟雾病的病因是什么?

答:烟雾病从被发现至今已有 70 多年的历史,但目前仍是病因不明。

5 烟雾病的分期都有哪些?

答:目前烟雾病的分期是根据铃木分期(这可不是日本汽车哦)进行,可分为六期。

Ⅰ期：颈内动脉分叉狭窄期。颈内动脉末端分叉处出现狭窄。

Ⅱ期：异常血管网出现期。脑底开始出现烟雾状血管，伴所有主要脑动脉扩张。

Ⅲ期：异常血管网增多期。伴有大脑前动脉和（或）大脑中动脉血流减少。

Ⅳ期：异常血管网变细期。大脑后动脉近端受累，烟雾状血管开始减少。

Ⅴ期：异常血管网缩小期。脑内所有主要动脉消失。

Ⅵ期：异常血管网消退期。脑循环完全由颈外动脉系统提供。

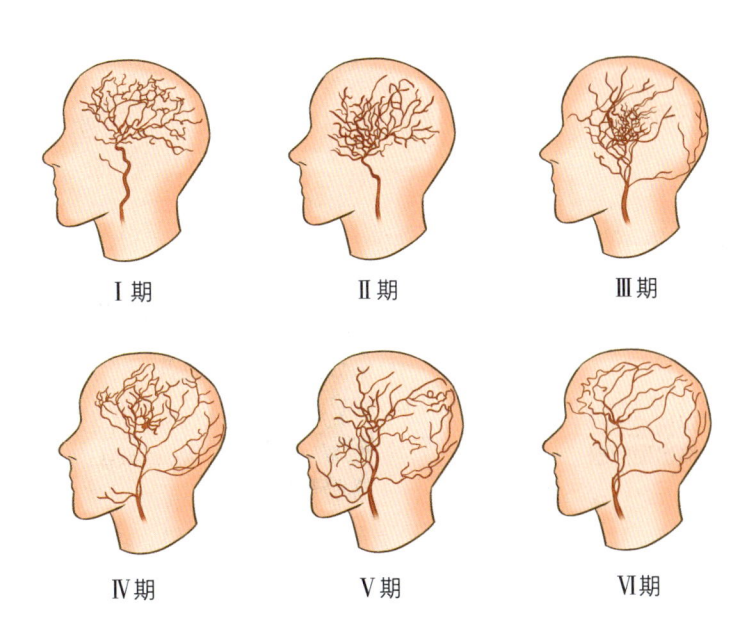

| Ⅰ期 | Ⅱ期 | Ⅲ期 |

| Ⅳ期 | Ⅴ期 | Ⅵ期 |

6 烟雾病患者都有症状吗？

答：第一类为无症状的烟雾病，患者常在体检中被偶然发现。大家要注意，无症状不代表危险性低，同样需要重视。

7 烟雾病患者的常见表现都有哪些？

答：第二类是中度危险型烟雾病，患者会出现短暂性脑缺血发作，比如一过性头晕、头痛、短暂失明等。特别提醒这个时期的患者应避免驾驶、高空作业、井下作业等，防止发生意外。

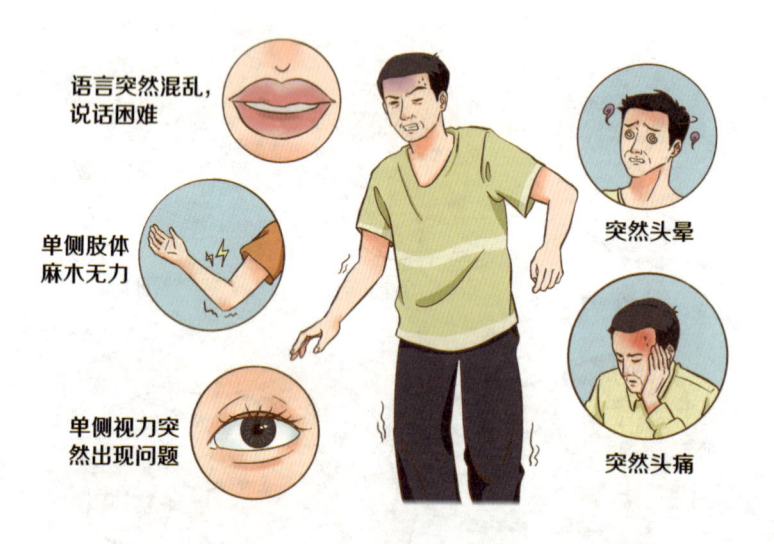

语言突然混乱，说话困难

单侧肢体麻木无力

单侧视力突然出现问题

突然头晕

突然头痛

8 烟雾病患者最严重的表现是什么？

答：第三类是重度危险型烟雾病，患者常表现为脑缺血（脑梗死）和脑出血。脑梗死患者表现为不同程度的肢体运动或感觉障碍、视野缺损、失语等；脑出血患者表现为头痛、呕吐、意识障碍。

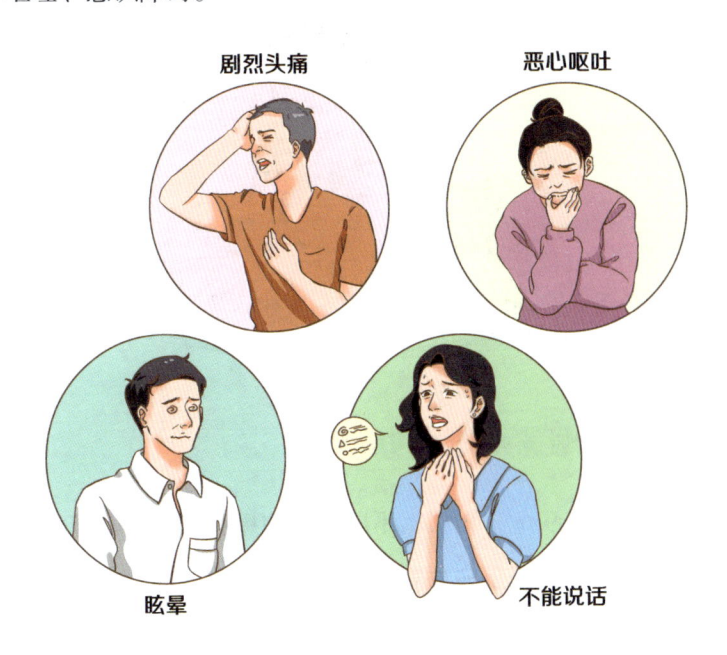

剧烈头痛　　恶心呕吐　　眩晕　　不能说话

烟雾病患者的血管非常脆弱，极易发生出血，且出血方式"花样百出"，可发生在脑室、基底节区、丘脑，也可表现为蛛网膜下腔出血。梗死或者出血可能反复发生，导致患者功能障碍越来越重，严重降低患者生活质量。

9 儿童发生烟雾病的临床表现是什么呢?

答:大多数烟雾病患儿以进行性脑缺血症状为特征,包括短暂性脑缺血发作、脑梗死、智力下降、癫痫发作和不自主运动等。一些孩子在哭闹或玩耍时会出现肢体无力,也需警惕烟雾病。

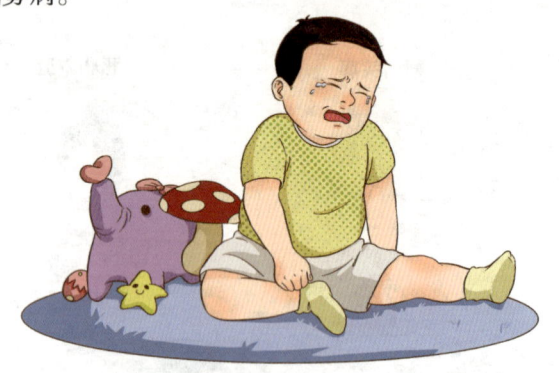

10 发现烟雾病怎么办?

答:烟雾病危害极大,不同年龄的患者发病症状有所不同,严重者会出现生命危险。一旦出现烟雾病的症状,请尽快前往儿科、血管外科或神经外科进一步诊断治疗。

11 烟雾病主要的检查方式是什么?

答:目前脑血管动脉造影是诊断烟雾病和评估其进展的金标准,但CT、CT血管造影检查(CTA)、核磁共振成像(NMRI)等检查同样必要。

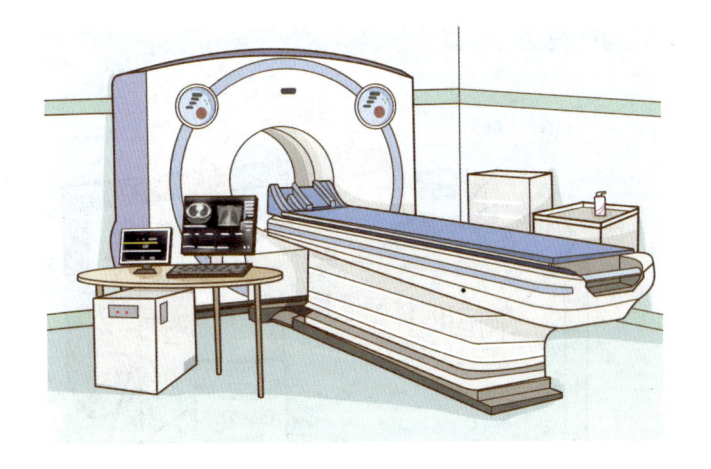

12 烟雾病能自愈吗?

答:目前尚无法自愈,但是大多数患者经过系统治疗后,日常活动无明显障碍。

13 烟雾病有确切的药物治疗方法吗?

答:目前尚无确切的药物治疗方法,但针对有卒中危险因素或合并疾病的患者,某些药物是有治疗作用的,如血管扩张剂、抗血小板聚集药物及抗凝药等,同时要警惕药物引起的不良反应。

14 烟雾病的治疗方法都有哪些?

答:目前主要有保守治疗、介入治疗和手术治疗。对于缺血性烟雾病患者,外科血管重建术可以有效改善症状,不同术式均已被证实可以改善患者症状及脑功能的长期预后。

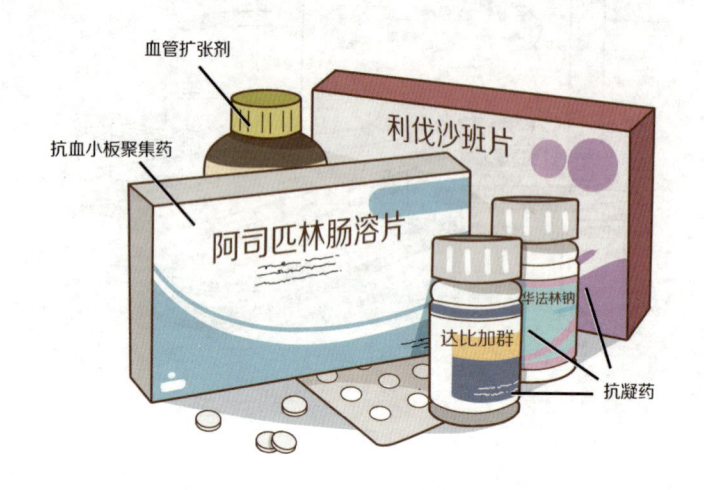

15 烟雾病手术治疗都有哪些方案？

答：烟雾病不可怕，搭桥手术是方法。根据手术方式的不同，分为直接搭桥术、间接搭桥术和联合搭桥术。

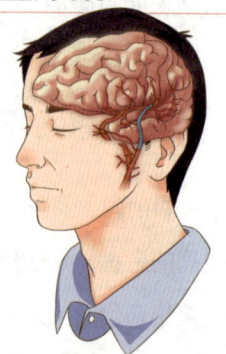

16 烟雾病患者在日常生活中应注意些什么？

答：情绪管理非常重要，一定要避免情绪激动引起血压升高导致二次出血。

17 推荐的烟雾病患者饮食方案？

答：适宜清淡饮食，建议食用高蛋白、高维生素、低脂、易消化的食物，如鸡蛋、胡萝卜、鱼类和米粥等。患者不可用力吸食食物，防止增加颅内压，造成血管破裂。

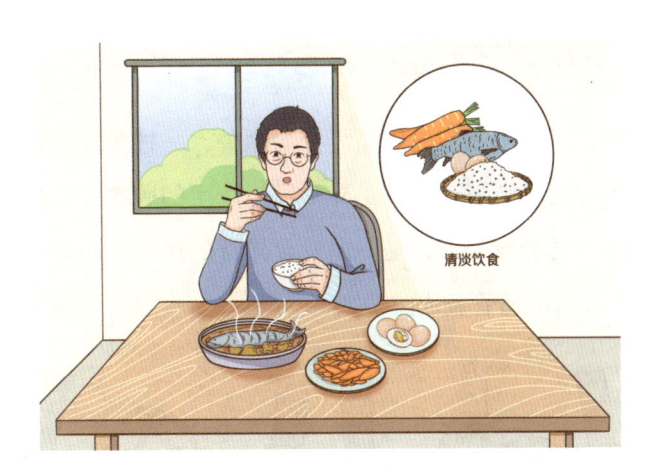

18 烟雾病患者术后何时复查？

答：患者术后需要定期复查，术后 3 个月、6 个月及 12 个月时均应进行复查，出院期间一旦出现不适症状，需要及时就医。

（编者：何瑛　纪丽平　郭淑芸，校对：池魁）

十 颈部血管瘤

1 颈部血管瘤是肿瘤吗？

答：一般不是。血管瘤可分为两种，一种是血管发育失常导致的血管畸形，一种是异常增生产生的肿瘤。头颈部血管瘤多为动静脉畸形，是一团发育异常的血管，简单来说就是本应长直的血管长成团了。

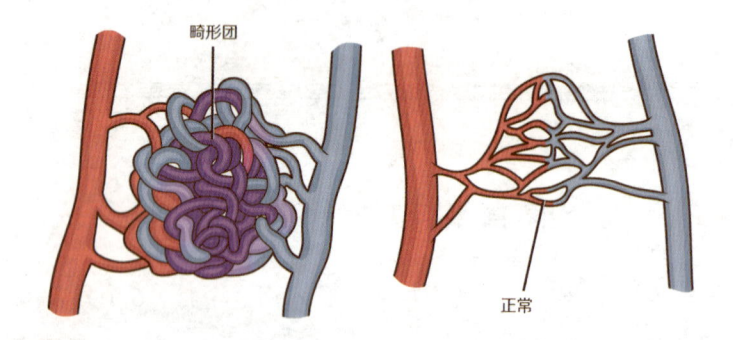

畸形团

正常

2 颈部血管瘤是先天形成的吗，病因是什么？

答：颈部血管瘤大多数是先天形成的，婴幼儿患病率为 4%～5%，女性多见，病因尚不明确。预防婴幼儿颈部血管瘤，需女性在妊娠期间做好保健，少吃辛辣、生冷等刺激性食物，避免接触油漆、涂料等刺激性物质。

3. 颈部血管瘤患者一般会有哪些症状？

答：一般表现为界限不清的组织膨隆，皮肤表面颜色正常或呈暗红色，下方可见扩张的淡蓝色静脉，有的患者可感觉到搏动。

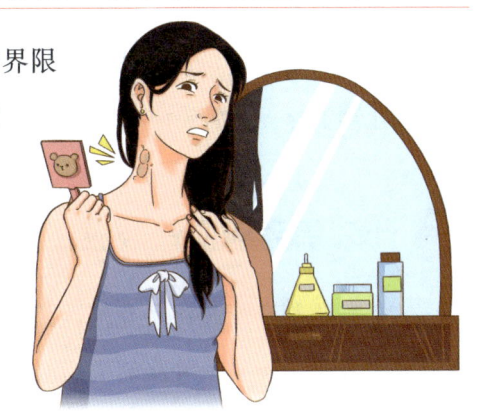

4. 有颈部血管瘤但没有不舒服，不治疗可以吗？

答：如果是较小的血管瘤，患者可能没有不适。但血管团内动脉和静脉直接联通，血流量大，会"窃取"大量邻近正常组织的供血，以满足自身的高流量血供。如果长期不治疗，可能会对周围组织产生影响，有可能压迫神经、血管，还容易出现瘤体出血及感染。因此，即使没有明显临床症状，也建议患者前往医院进行诊疗。

5. 颈部血管瘤患者一般需要做什么检查呢？

答：检查一般包括超声、CT、MRI等。这些可以有助于确定颈部血管瘤的位置、大小、形态以及与周围组织器官的关系。

6 颈部血管瘤的主要治疗方法有哪些？

答：颈部血管瘤的治疗方法主要包括手术治疗、介入治疗、硬化剂治疗等。需要详细评估患者病情后确定具体方案。

7 什么是颈部血管瘤硬化剂治疗？

答：硬化剂治疗是将硬化剂注入血管瘤中，引起无菌性炎症，血管瘤会肿胀，肿胀消失后会出现局部发硬，即纤维化，使血管瘤管腔缩小或闭塞。常用的药物有：①鱼肝油酸钠，②平阳霉素、博来霉素类，③聚多卡醇注射液等。

8 颈部血管瘤怎样介入治疗？

答：就是在超声或 DSA（数字减影血管造影）导引下准确地将导管导入血管瘤部位，然后将硬化剂注入瘤体，阻断它的供血，产生无菌性炎症，达到使血管闭塞的目的。这种治疗方法可缩小病灶，控制并发症的发生。

颈部血管瘤介入治疗示意图

9 做颈部血管瘤介入治疗常用的硬化栓塞材料是什么？

答：主要有 α-氰基丙烯酸正丁酯颗粒、无水乙醇和弹簧圈等。

10 颈部血管瘤是不是手术切除效果更好？

答：对于独立的、较小的血管瘤，手术切除效果良好。如果血管瘤较大，血管丰富，切除手术时易大出血，手术难度大，危险程度高，术后复发率也高。所以手术切除时要权衡手术风险，方可确定是否选择手术切除。

11 颈部血管瘤患者术后需要服药吗？

答：一般不需要服药。宜清淡饮食，适度锻炼，规律作息，穿宽松衣物，避免摩擦患处，定期复诊。

12 颈部血管瘤会转移或复发吗，会遗传给下一代吗？

答：病理表现为恶性或交界性的血管瘤可能会复发，大部分可治愈，一般不会遗传给下一代。

（编者：纪丽平　何瑛　郭淑芸，校对：池魁）

第二篇

胸腹篇

说说血管那些事儿

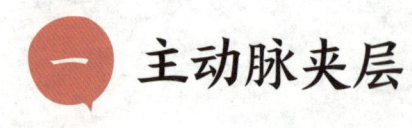

一 主动脉夹层

1 突然感觉前胸后背疼痛剧烈,血压升高,是怎么回事?

答:一定要警惕主动脉夹层发生的风险。主动脉夹层甚至还可能导致晕厥、休克。建议立即前往当地医院就诊,积极控制血压,明确发病原因,对症治疗,使病情最快得到控制。

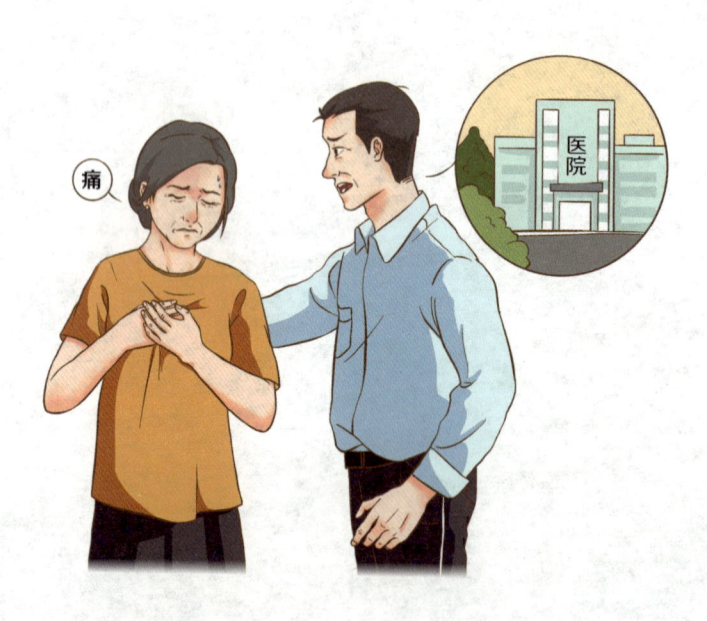

2. 主动脉夹层是什么病？

答：主动脉夹层是一种严重的大动脉疾病，是主动脉内膜破裂，血液流入破口将血管壁撕裂成两层，形成夹层血肿的病变；甚至可能撕裂到肾脏、肠道等内脏的动脉，影响脏器的血供。

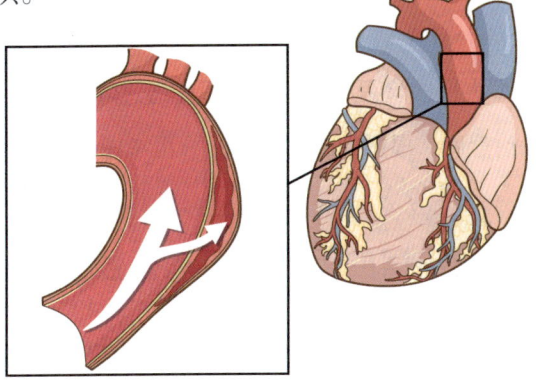

3. 为什么会得主动脉夹层呢？

答：高血压是发生主动脉夹层最重要的危险因素。另外，高龄、动脉粥样硬化、主动脉局部感染或外伤、妊娠也是主动脉夹层发生的诱因；一些基因突变导致的疾病，如马方综合征等也会增加主动脉夹层发生的风险。

4. 确定主动脉夹层应该做什么检查呢？

答：初步评估可以做心脏超声，可疑患者首选全主动脉CTA（CT血管造影技术）检查；不能行CTA检查的患者，可行磁共振成像（MRI）检查。血管腔内造影虽然最直观，但是需要做穿刺，不建议作为常规检查手段。

5 主动脉夹层患者需要紧急手术吗？

答：临床上主动脉夹层可以分为 Stanford A 和 Stanford B 两型。Stanford A 型夹层一经发现，均建议患者手术治疗；Stanford B 型夹层凶险程度稍低，一般先通过降压、降心率、镇痛等综合治疗后，根据患者实际情况，再考虑是否需要手术。

6 主动脉夹层的手术都是怎么做的呢？

答：简单来说，就是根据主动脉夹层病变的发病时间、发生原因、病变特点、累及范围等因素，采取主动脉支架植入手术或者主动脉置换手术。

7 主动脉夹层手术是全身麻醉吗？支架分进口、国产的吗？效果一样吗？

答：因患者对于手术往往有惧怕心理，以及为保证患者在术中心率、血压的稳定，一般首选全身麻醉。进口和国产的支架都是带覆膜的支架，每款支架都有其各自的特点和优势，还是应该根据患者病变的实际情况选择合适的支架。

8 血压高的主动脉夹层患者应该把血压控制在什么范围呢？

答：可以口服降压药物调整，也可以通过输注降压药物来维持血压，将高压（收缩压）控制在 100～120mmHg 就可以；如果患者伴有糖尿病或肾脏疾病，可将血压放宽到 130/80mmHg 左右。

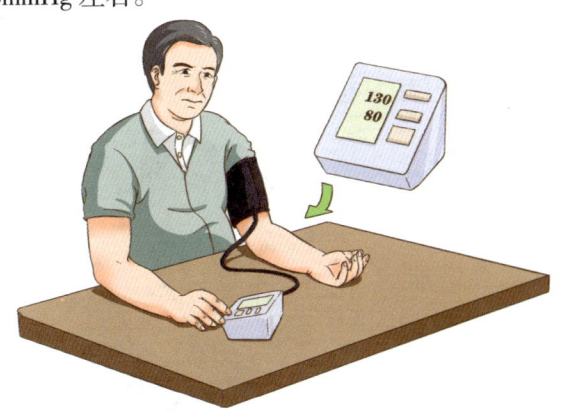

9 做主动脉夹层手术之前，前胸后背疼痛正常吗？

答：疼痛部位通常提示血管撕裂的范围。但是如果突发剧烈疼痛，一定要警惕新夹层的发生，所以不能忽视疼痛。

10 主动脉夹层患者的饮食有什么需要注意的吗？

答：建议吃低盐、低脂、高蛋白、高纤维素食物，能多喝水就适当多喝水，建议每天饮水 1500～2000 毫升。

低盐低脂高蛋白高纤维素食物

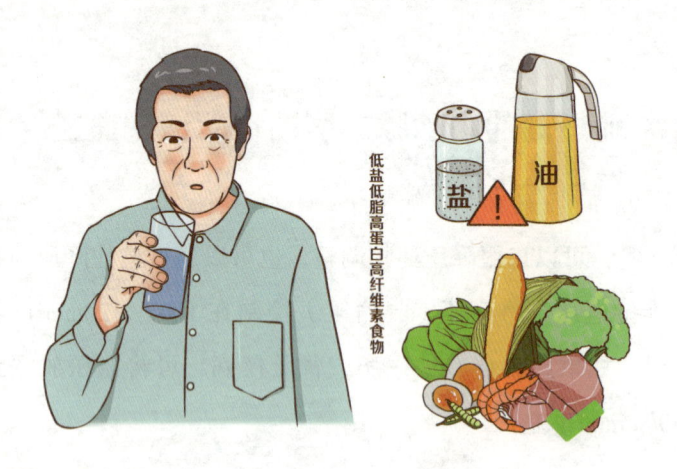

11 主动脉夹层患者便秘怎么办?

答:如果便秘建议应用缓泻剂。用力排便和咳嗽都会增加腹部压力,增加主动脉夹层破裂的风险,同时建议患者注意保暖,防止感冒咳嗽。

12 患主动脉夹层,但没什么感觉了,下床走走没事吧?

答:急性期患者应绝对卧床休息;慢性期患者可以适当下床活动,但不能剧烈活动,剧烈活动可使血压升高,增加夹层破裂风险。

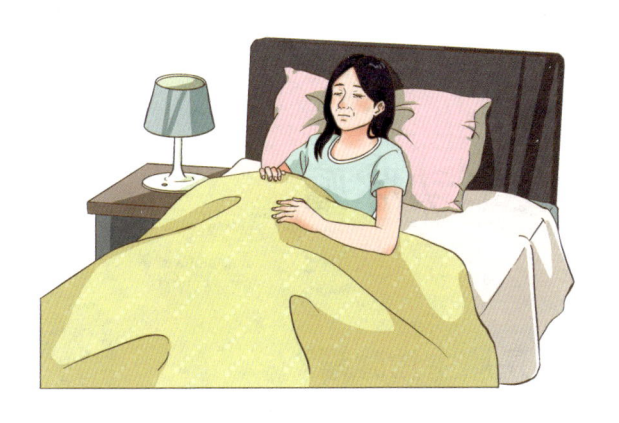

13 主动脉夹层患者术后需要长期口服药物吗？

答：主动脉夹层患者术后，需要根据发病原因、病变累及范围以及是否合并其他心血管疾病等，综合考虑是否需要口服例如阿司匹林肠溶片等抗血小板药物。

14 主动脉夹层患者术后多长时间复查，在日常生活中应该注意什么呢？

答：建议术后1个月、3个月、6个月、12个月以及每年各复查1次。平时应该注意休息，保持良好心态，保持情绪稳定，规律饮食与睡眠，清淡饮食，低盐低脂，多吃水果蔬菜，保持大便通畅，注意保暖，防止感冒咳嗽，避免腹内压增高。定时测量血压，良好地控制如高血压、高血糖等危险因素，避免重体力劳动。禁烟戒酒，控制体重。

（编者：孙欢欢　张玲　王志波，校对：池魁）

二 腹主动脉瘤

1 什么是腹主动脉瘤？

答：腹主动脉瘤是一种比较严重的大动脉疾病！腹主动脉就是我们"肚子里"最粗的那根动脉血管。一些原因造成了动脉管壁异常扩张，腹主动脉像气球一样鼓起来了，扩张幅度可达到正常血管直径的 1.5 倍以上，这就是腹主动脉瘤。

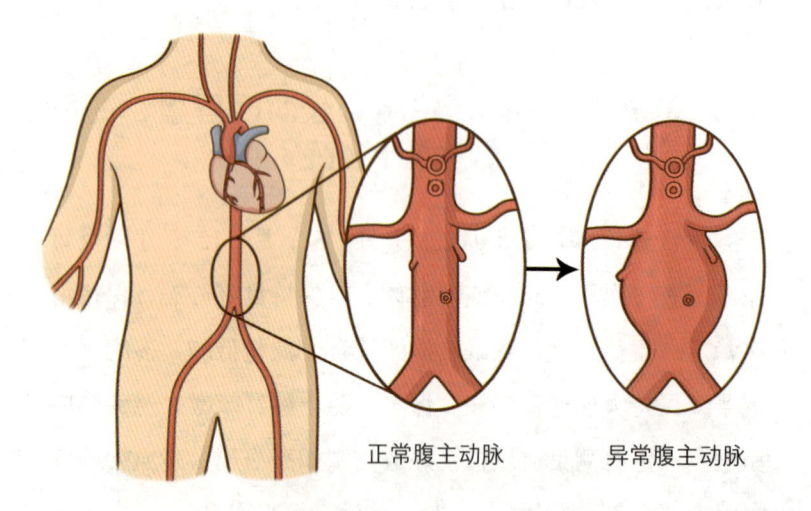

正常腹主动脉　　异常腹主动脉

2 腹主动脉瘤是恶性肿瘤吗?

答:腹主动脉瘤是动脉扩张成球状,形状像肿瘤,但不是恶性肿瘤,不会像肿瘤那样出现转移。但它是一种很危险的血管病,需要积极治疗,而且是有可能被治愈的。

3 腹主动脉瘤真的那么严重吗?

答:腹主动脉瘤有一定危险性。打个简单的比方,腹主动脉瘤就像自行车轮胎鼓包一样,平常不刺激它的时候鼓个包不碍事,不过这个地方的动脉壁就变得很薄弱了;如果情绪突然变化很大、血压突然增高,就可导致腹主动脉瘤破裂,引起出血、大血肿等。另外,一旦出血太多,很大可能会导致患者休克甚至危及生命。所以,腹主动脉瘤破裂就像一个不定时炸弹一样,随时有可能出现严重情况。

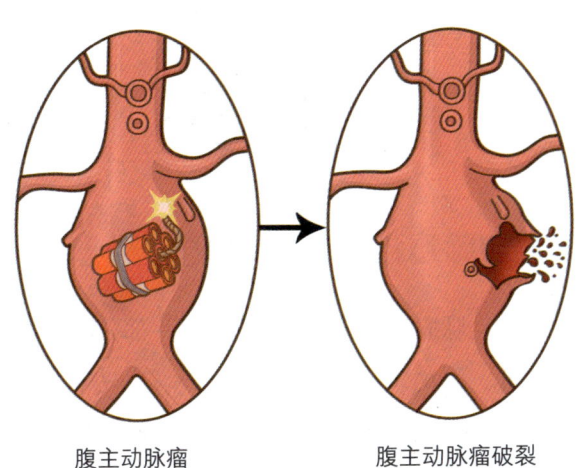

腹主动脉瘤　　　　　　腹主动脉瘤破裂

4 除了体检，应该怎么去辨别有没有得腹主动脉瘤？

答：腹主动脉瘤患者多数是没有症状的，可以定期体检，比如做腹主动脉超声或者腹主动脉 CTA，可以明确发现腹主动脉扩张等疾病。有些腹主动脉瘤患者在腹部可摸到搏动性肿物，即腹部可摸到一个小包块，跟脉搏一样，一跳一跳的；有些患者还会有腹痛、腹部不适等症状。一旦出现这些情况，需要特别警惕是否存在腹主动脉瘤，需及时就医诊治。

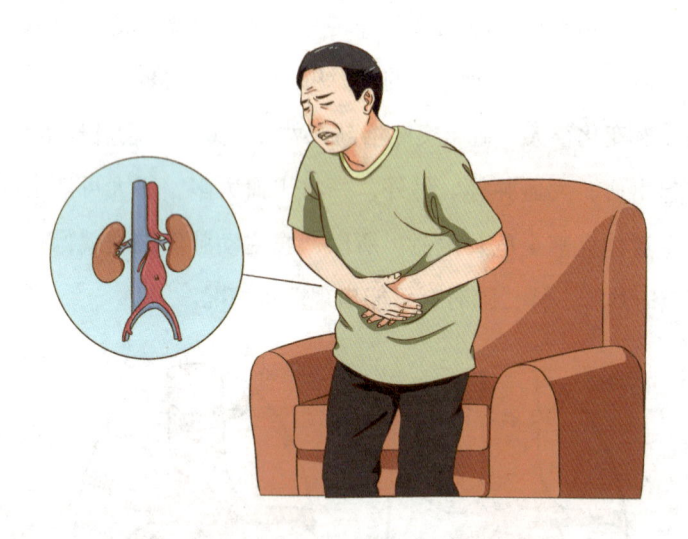

5 腹主动脉瘤该怎么治疗呢？

答：腹主动脉瘤治疗方式的选择很大一部分需要依据动脉瘤直径的大小。一般男性瘤体的直径 ≥ 5cm、女性的 ≥ 4.5cm 时需要进行手术干预。若动脉瘤的直径不够手术标准，在血管外科定期复查随访即可。当然，在观察期间，需严格戒烟，同时控制好心率及血压。

6 腹主动脉瘤的手术是怎么做的呢？

答：腹主动脉瘤有两种手术方式。一为开放手术，即开腹行腹主动脉瘤切除与人工血管置换术。该术式手术创伤较大，术后恢复较慢，住院时间较长。二为腔内修复术，即腹主动脉带簿网支架植入术。该手术创伤较小，但费用较高。两种手术方式各有优缺点，需根据患者基本情况、既往病史、严重程度、个人意愿等因素综合考虑。

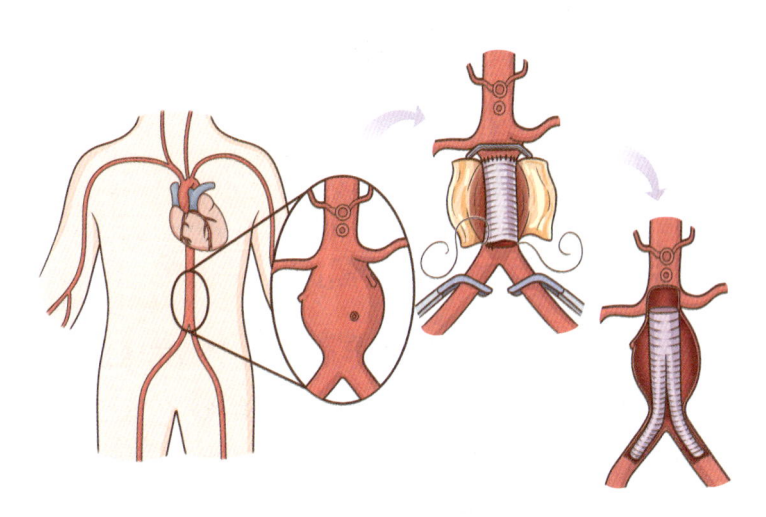

腹主动脉瘤切除与人工血管置换术示意图

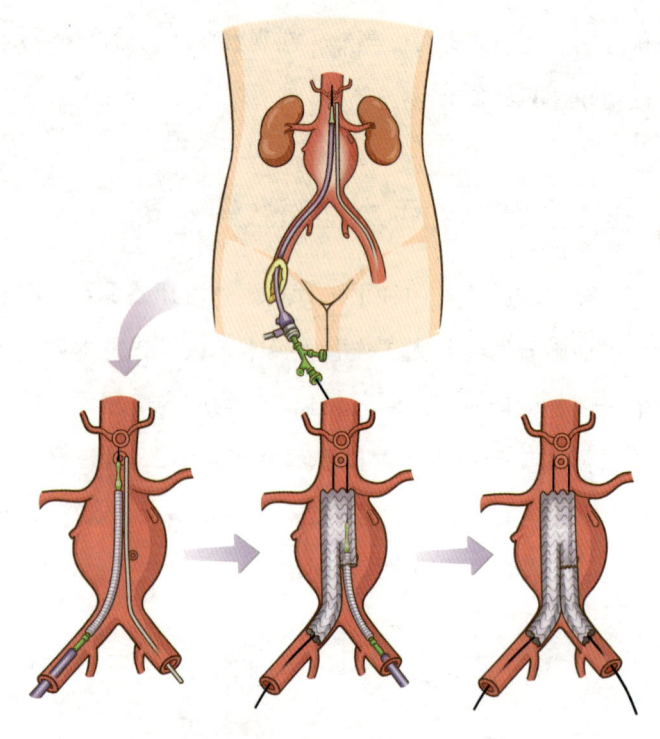

腹主动脉带薄网支架植入术示意图

7 腹主动脉瘤手术风险高吗？

答：目前随着技术的成熟和器械的进步，腹主动脉瘤的手术治疗已经比较成熟了。但是手术依然有风险。这些风险往往来源于患者的年龄、身体一般情况、术前合并症、动脉瘤的大小形状等。如果达到手术标准了，而且不做手术的风险比做手术的风险大，那么就建议手术。因此，建议发现腹主动脉瘤的患者，及时前往医院就诊，保证治疗效果。

8 腹主动脉瘤患者做完手术是不是还需要终身服药？

答：需口服一段时间抗血小板药物，具体停药时间根据复查结果确定，一般不需要终身服药。

9 腹主动脉瘤患者术后需要注意什么？

答：腹主动脉瘤患者接受手术治疗后，瘤体破裂风险会显著降低。正常工作、生活、轻度锻炼等，都是可以的，但仍需严格戒烟，口服药物控制好心率与血压，平时注意休息，规律饮食和睡眠。术后需要定期复查，术后3个月、6个月、12个月各复查1次。

（编者：邵嘉伟　王志波　王鉴，校对：池魁）

三 肾动脉狭窄

1 **血压高的患者为什么要行肾动脉超声检查?**

答：高血压往往是很多原因引起的，其中一个原因是肾动脉狭窄。肾动脉狭窄引起高血压的血压值一般都比较高，而且常常不好控制，需要多种降压药联合进行控制。因此如果发现肾动脉狭窄，建议前往血管外科就诊。

2 **什么是肾动脉狭窄，有什么危害?**

答：正常人都有两枚肾脏，一般位于腰部两侧后方。肾脏是人体的重要器官，负责代谢、分泌等功能。给肾脏供血的血管一般只有一根，即肾动脉。肾动脉出现狭窄了以后，会导致肾脏的供血不足，通俗地说就是肾脏"吃不饱饭了"。此时肾脏会通过一系列反馈机制"告诉"身体。身体就会通过调节机制，让血压升高，通过升高血压来增加对肾脏的血流供应。如不及时处理，久而久之，血压就会越来越高。当肾脏长时间缺血后，就会慢慢萎缩。

肾素
"控制器"
醛固酮系统
血管紧张素
损坏"控制器"

肾动脉狭窄

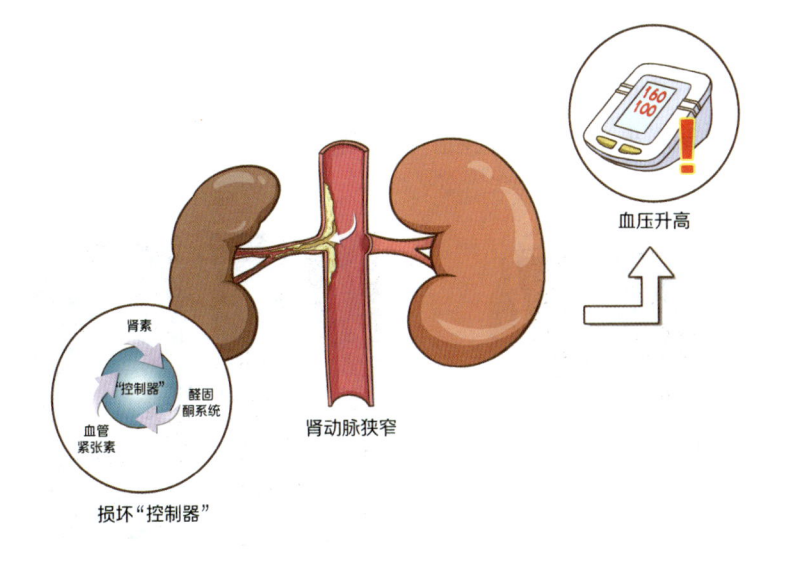

血压升高

3 肾动脉狭窄的原因是什么?

答:肾动脉狭窄的原因有很多,最常见的还是动脉粥样硬化,动脉中有斑块形成,逐渐增大,导致血管管腔狭窄,甚至闭塞。

4 发现肾动脉狭窄怎么办?

答:怀疑肾动脉狭窄以后,首先应到血管外科就诊。医生会根据患者的病情安排一些检查,如肾动脉超声、肾动脉CTA(CT血管造影技术),必要时需要进行肾动脉的造影检查。肾动脉超声是一种简便的、无创的检查,作为首选的检查手段用于对肾动脉狭窄的筛查。对于高度怀疑肾动脉狭窄的患者，医生会安排肾动脉 CTA 检查。肾动脉 CTA 是一种三维的血管影像，能够清晰地将血管的走行和狭窄的位置、长度、程度显现出来，为下一步治疗提供参考。

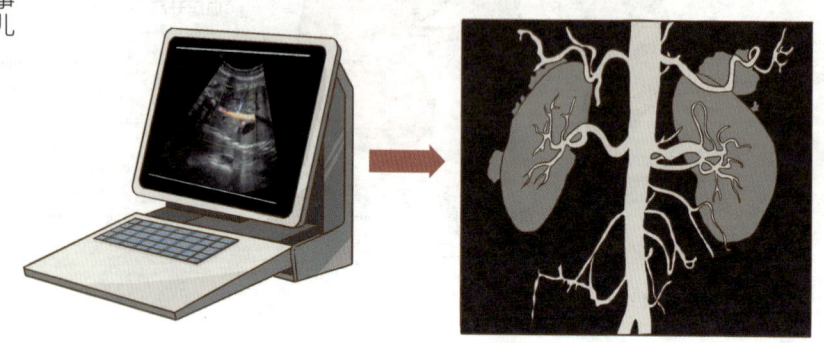

肾动脉 CTA 示意图

5 肾动脉狭窄需要怎么治疗？

答：肾动脉狭窄在治疗上分为内科治疗和外科治疗。内科治疗包括使用降压药控制血压，使用抗血小板药物如阿司匹林、氯吡格雷等预防血栓形成，使用降脂药物控制血脂，同时改变生活方式，如戒烟、戒酒、低盐低脂、适当锻炼等。

外科治疗就是手术治疗。目前主流的外科治疗是介入手术治疗，即大家常说的"微创治疗"。通过"扎针"的方式，穿刺股动脉，将导丝通过狭窄、闭塞段，建立轨道。通过轨道，将球囊、支架输送到病变部位。支架就相当于盖房子时使用的钢筋，从内部支持加固狭窄的血管，起到解除狭窄、延缓再次塌陷的作用。

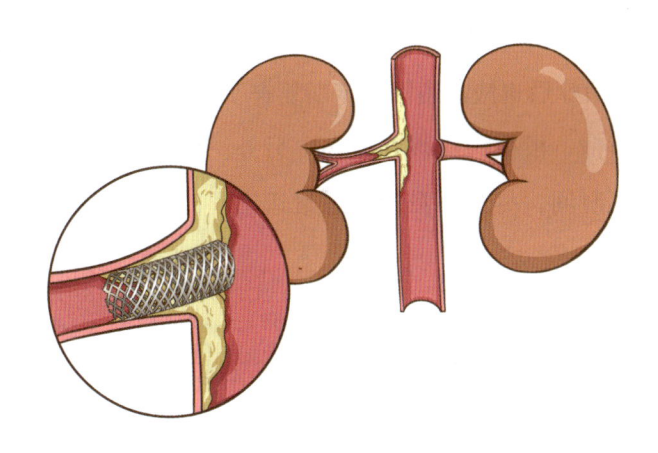

6 刚做完肾动脉狭窄手术可以进食饮水吗？

答：这要根据手术的麻醉方式决定。一般肾动脉狭窄的患者行介入手术时都是局部麻醉。如果患者没有出现明显的恶心、呕吐反应，是可以少量、逐步进食饮水的。术后应保证饮水量，建议患者每日饮水量2000毫升左右。因为造影剂是通过肾脏代谢排出的，所以多饮水可以使造影剂尽早排出体外。患者饮食时可以先进食流食，如果没有恶心、呕吐，则可进食半流食，进而进食低盐、低脂食物。

7 肾动脉狭窄患者术后还会复发吗，生活上怎么预防呢？

答：复发的概率主要还是与患者动脉的硬化程度、术后生活方式的改变、吃药习惯、是否定期复查等因素有关。患者在治疗后也应该遵医嘱定期复查、定期测量血压、随时观察病情、根据医嘱规律服药。另外，生活上要保持健康的作息时间，尽量不熬夜，适量运动，比如散步、打太极拳等。

8 做完肾动脉狭窄手术后还能抽烟喝酒吗？

答：建议戒烟戒酒，因为吸烟对血管的影响非常大。烟草里含有大量的尼古丁，会破坏血管内膜，促进血栓形成。同时，吸烟还可能导致血管痉挛和收缩，从而使血管阻力增大。因此，戒烟是治疗血管疾病的一个前提。

9 肾动脉狭窄患者术后还能干活吗？

答：这是一种比较常见的手术方式，患者可以逐步恢复正常的生产生活，但是要注意适量适度、劳逸结合。

10 肾动脉狭窄患者手术出院后在饮食方面需要注意什么？

答：以清淡饮食为主，减少肥肉、油炸食品等不健康食物的摄入，多吃新鲜的蔬菜及水果等富含维生素 C 的食物，多吃鸡蛋、瘦肉、鱼肉等富含优质蛋白的食物。

（编者：池魁　赵丽云　王志波，校对：孙欢欢）

四 肠系膜上动脉栓塞

1 肚子痛，都是肠道犯的病吗？

答：腹痛原因不简单。有一类疾病极易被忽视，那就是肠系膜上动脉栓塞造成肠道缺血引起的腹痛。该病情进展迅速，死亡率高，且首诊失误率高达58.1%，所以我们一定要重视它。

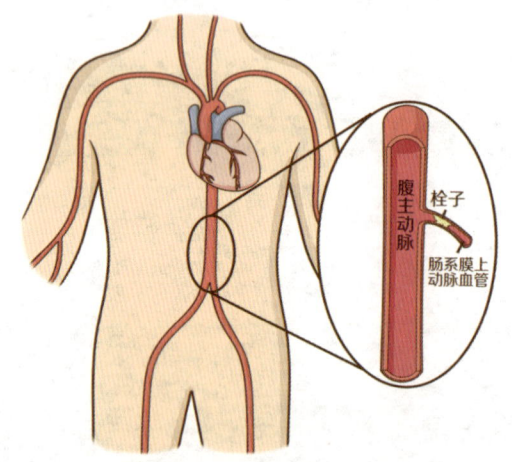

2 肠系膜上动脉为什么会被堵呢？

答：肠系膜上动脉栓塞是栓子进入肠系膜上动脉造成阻塞所引起的疾病。肠系膜上动脉血管与腹主动脉相连接，主干口径较大且与腹主动脉呈倾斜夹角，栓子易于进入，所以这个病较为多见，占急性肠系膜缺血类疾病的 40%～50%。

3 肠系膜上动脉的栓子都是从哪里来的呢？

答：肠系膜上动脉栓塞的栓子主要来源于心脏，如心肌梗死后的壁栓、亚急性细菌性心内膜炎的瓣膜赘生物、风湿性心脏瓣膜病变处的赘生物和左右心耳附壁血栓的脱落等，也可来源于大动脉粥样硬化的附壁血栓或粥样斑块的脱落，还可以来自脓肿或脓毒血症的细菌栓子等。

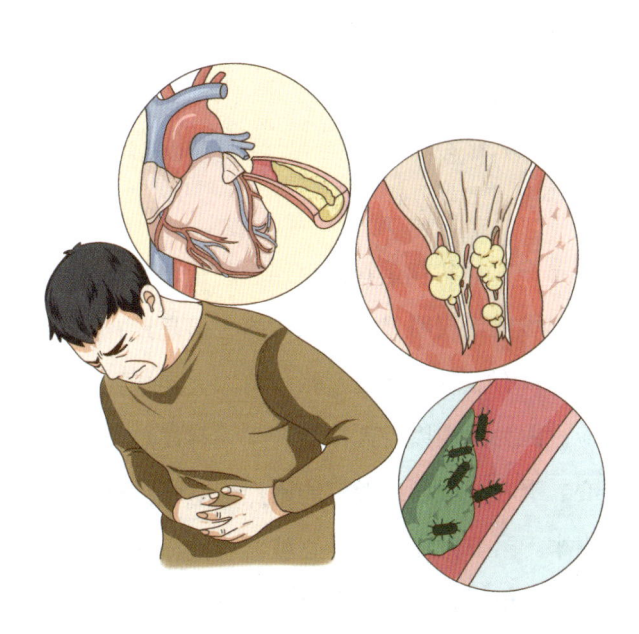

4 什么是肠系膜上动脉栓塞？

答：肠系膜上动脉突然被栓子阻塞，动脉供血中断，使受累的肠管发生急性缺血性坏死，并出现绞窄性肠梗阻的症状。

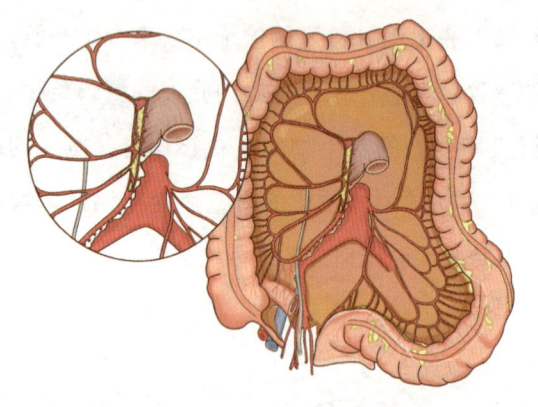

5 肠系膜上动脉栓塞患者的临床表现是什么？

答：第一大症状就是腹部疼痛。肠道堵塞得越多，疼痛就越剧烈。可能出现明显的腹部压痛，但是没有发生肠坏死之前，可能没有反跳痛和肌紧张。第二大症状就是胃肠道的排空反应。因为疼痛以后人体会产生一种反应性的刺激，可出现恶心、呕吐，所以患者可能剧烈地呕吐，想要把胃肠的东西呕出来。第三大症状就是心脏器质性损伤的表现，如心慌、胸闷、心律不齐、心脏内栓子形成等。这三大症状就叫作三联征。

腹痛　　　　　　　　　　恶心 呕吐

心慌 胸闷 心律不齐

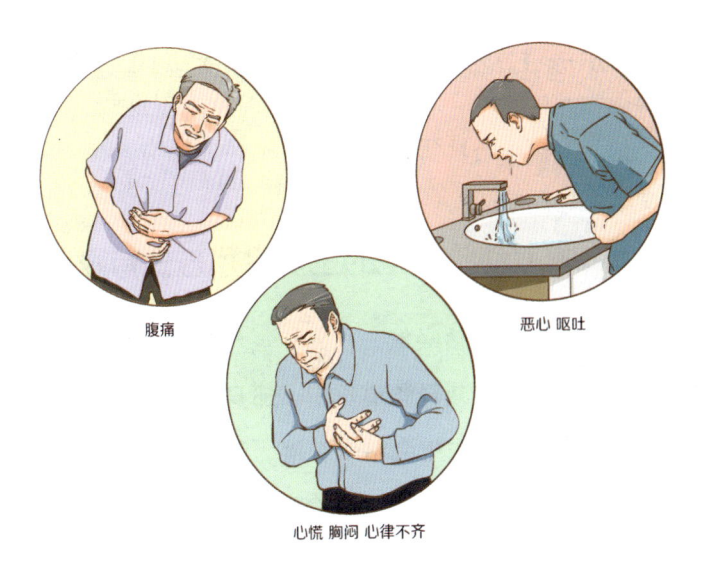

如果出现三联征，请高度重视！

6 肠系膜上动脉栓塞的患者需要做哪些检查？

答：一是 X 线腹平片，二是选择性动脉造影，三是超声多普勒检查与 CTA。

7 得了肠系膜上动脉栓塞，怎么治疗呢？

答：患者在血管完全闭塞后 6 小时内往往会发生不可逆的肠道损伤，而早期干预可以阻止和逆转这一过程。所以，一旦出现不适，请立即就诊。

8 肠系膜上动脉栓塞患者应到哪些科室就诊?

答:急诊科、血管外科等。

9 肠系膜上动脉栓塞的主要治疗方式有哪些?

答:基础治疗包括吸氧、止痛。一旦明确此病,在治疗期间需要禁食禁水,减轻肠道负担。那身体需要的营养怎么保证呢?不用担心,医生会给予补液、肠外营养等保证营养的措施以及预防性地给予抗生素治疗。如果患者有药物过敏史,请及时告知医生。

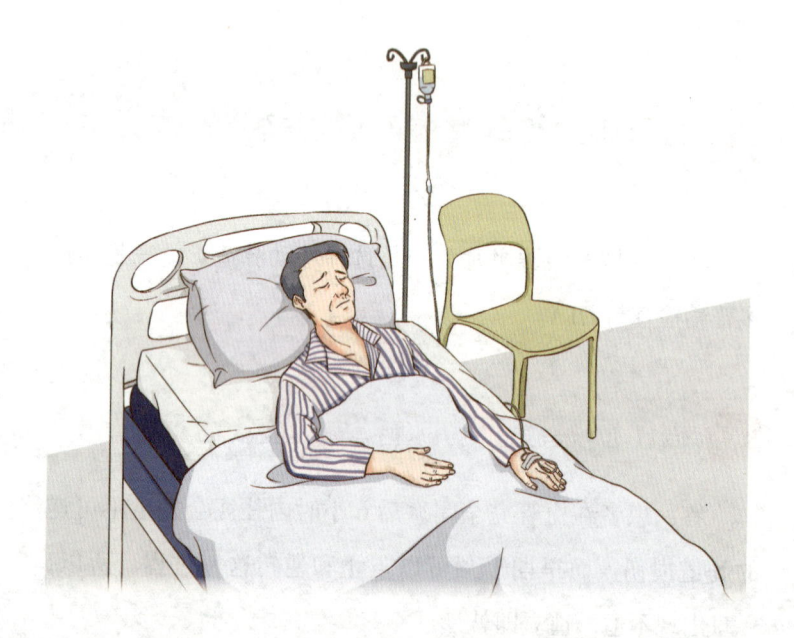

10 肠系膜上动脉栓塞患者的最佳治疗方式是什么？

答：未发生肠坏死时，建议行腔内介入治疗；效果不佳时，可行开放手术治疗，若医生在术中发现肠坏死，需将坏死肠管切除。

11 肠系膜上动脉栓塞患者治疗的最主要目的是什么？

答：无论是腔内治疗还是开放手术治疗，最重要的就是恢复和重建肠道的血供。

12 肠系膜上动脉栓塞的介入治疗方法都有哪些？

答：可选择的介入手术治疗方式有多种，医生会根据患者病情，进行吸栓、导管接触性溶栓或血管成形术治疗。

13 肠系膜上动脉栓塞患者术后何时可以进食？

答：等待患者肠蠕动恢复并出现以下指征时就可以吃东西了。①无腹痛、腹胀，②腹部体征阴性，无压痛、反跳痛、肌紧张，③肠鸣音恢复正常，④肛门已排气。建议遵循"从单一到多样、由少到多、由稀到稠、循序渐进"的原则，吃易消化，质软少渣，无刺激性的流质、半流质食物。

米糊

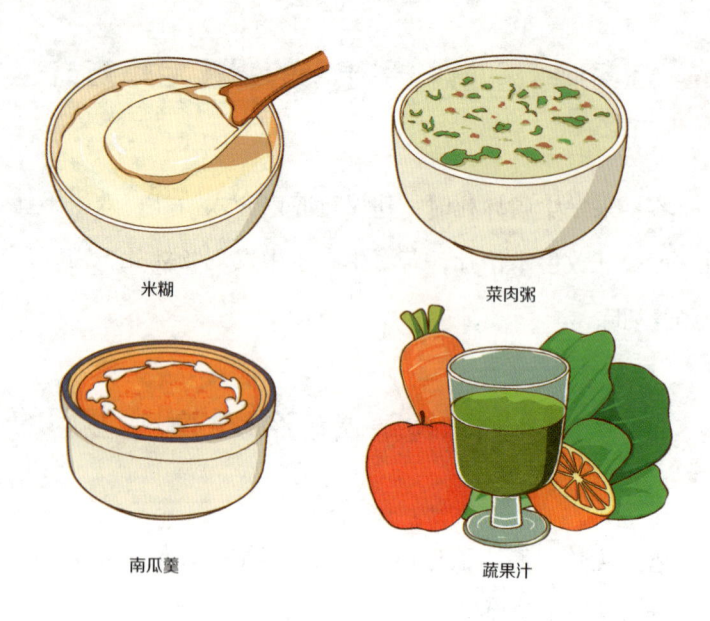

菜肉粥

南瓜羹

蔬果汁

（编者：何瑛　苏丽　郭淑芸，校对：池魁）

五 腹部综合介入治疗

1. 肝硬化患者在什么情况下需要前往血管外科进行处理？

答：肝硬化一般不会自行好转，只能通过内科保肝治疗延缓病情进展。只有当患者在肝硬化晚期出现呕血、顽固性腹水或脾功能亢进时，才需要前往血管外科接受微创手术处理。目前血管外科针对门静脉高压的常见手术方式有脾动脉栓塞和经颈静脉肝内门体静脉分流术（TIPS），可以解决脾功能亢进（血小板、白细胞、红细胞减少）、反复呕血和顽固腹水问题。

2. 体检发现肝血管瘤怎么办？

答：首先应知道肝血管瘤是常见的肝脏良性肿瘤，一般不会恶变，不要恐慌。小的可以先不用处理，定期复查即可；当直径大于3厘米或者靠近肝脏边缘时，有破裂出血可能性时，可首选微创介入栓塞治疗使血管瘤缩小和硬化。

3. 肝癌晚期患者不能接受手术切除时，血管外科有什么治疗方法吗？

答：可以通过肝脏动脉向肿瘤内部注射化疗药物或者使包含药物的栓塞颗粒沉积到肿瘤内部，持续杀死或者抑制肿瘤细胞，从而达到治疗肝癌的目的。因为该项技术创伤小，所以也可以应用于体质一般的患者。

4. 孩子精索静脉曲张，有不开刀、没有瘢痕的手术方式吗？

答：血管外科医生可以通过穿刺静脉血管，用药物堵塞精索静脉来治疗，与开刀结扎精索静脉具有相同的疗效。

5. 得了子宫腺肌症后月经量大，可以介入治疗吗？

答：月经量大首先要查明原因。常规做妇科超声等检查后，明确为子宫腺肌症或者良性肿瘤后才能做介入栓塞止血。介入栓塞子宫动脉可以避免切除子宫而达到使月经量减少的目的。

6. 孩子出现尿血，医生说是胡桃夹综合征是怎么回事？

答：胡桃夹综合征是因为肠系膜上动脉与腹主动脉的夹角太小，压迫到从该部位穿行的左肾静脉，引起左肾静脉回流受阻、压力增大，从而引起尿血，常见于瘦高体形的孩子。首先可以考虑让孩子适当增重，可能会减轻尿血。如果无缓解，再考虑植入支架以解除压迫。

7. 肺癌患者出现胳膊和面部肿胀，是怎么回事？

答：首先考虑肺部肿瘤压迫上腔静脉出现这些症状，做肺CT检查可以明确。如果确实因为肿瘤压迫上腔静脉，可以考虑植入上腔静脉支架以解除压迫，可以立竿见影。

8. 下腔静脉滤器必须取出吗？

答：下腔静脉滤器的作用是防止下肢静脉血栓脱落引起致死性肺栓塞。下肢静脉血栓超过半个月再脱落的可能性很低，一般建议取出下腔静脉滤器。但年龄较大（大于65岁）、预期寿命不长、长期卧床、有血栓等好发因素的患者可以考虑不取出下腔静脉滤器。

（编者：王志波　李荣珍，校对：池魁）

第三篇

四肢篇

一 下肢静脉血栓

1 一条腿全肿，活动时憋胀，几天不见好，该怎么办？

答：单侧肢体突然肿胀，较另一侧明显变粗，而且伴有憋胀疼痛症状，要首先考虑是否出现了肢体的静脉血栓病变。建议肢体制动，立即到医院血管外科就诊。

2 日常生活的哪些因素容易诱发下肢静脉血栓？

答：在日常生活中，长时间站立或蹲坐工作、长途坐车或坐飞机旅行、蹲厕所时间过长，或者因疾病长期卧床（比

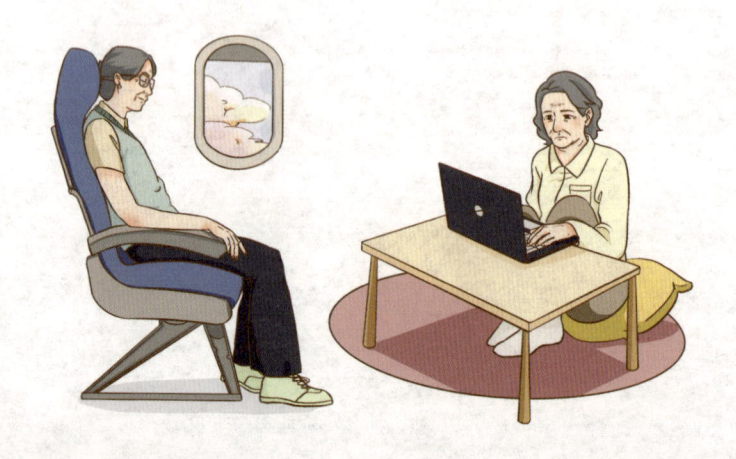

如骨折或脑梗死偏瘫的人群）等，都可能会出现腿上静脉回流变慢，从而诱发下肢静脉血栓的形成。

3 得了下肢静脉血栓，一般会有哪些症状？

答：如果腿上出现了静脉血栓，一般会有小腿肌肉胀痛、小腿及脚踝水肿，甚至出现一条腿变粗、皮肤变亮、皮肤颜色潮红等症状。

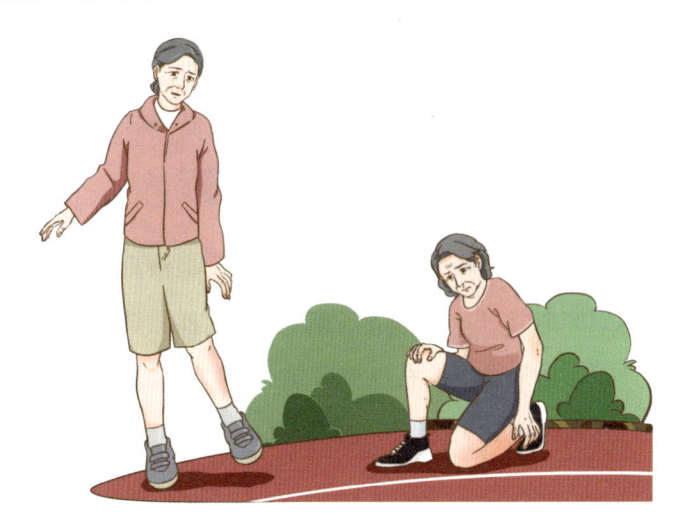

4 下肢静脉血栓对身体有哪些影响呢？

答：出现下肢静脉血栓后，首先，患者肢体会出现肿胀、疼痛不适，影响生活质量；其次，一部分人群可能出现腿上的血栓脱落到肺里，引起肺栓塞，患者可出现呼吸困难、胸闷、缺氧，严重者可出现猝死。

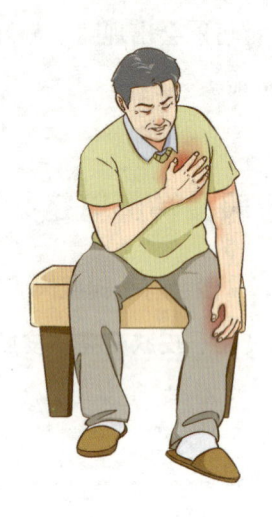

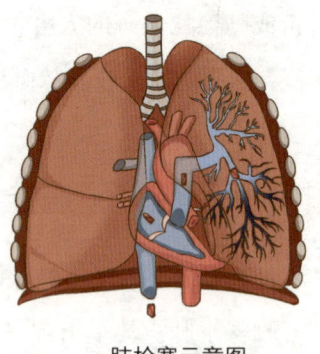

肺栓塞示意图

5 下肢静脉血栓会危及生命吗？

答：可能会！腿上的静脉血栓如果随血液流回心脏，会被输送到肺血管里，从而堵塞肺血管。这样，氧气就不能进入身体了，血液循环的路也被堵死了，严重者是会危及生命的。这就是医学上常说的致死性肺栓塞。

6 下肢静脉血栓需要怎么治疗？

答：静脉血栓发生以后，需要尽快到医院血管外科就诊，经医生确诊后，尽快应用抗血栓治疗。依据血栓具体情况，决定是不是需要进行抽吸血栓和溶解血栓的手术治疗。

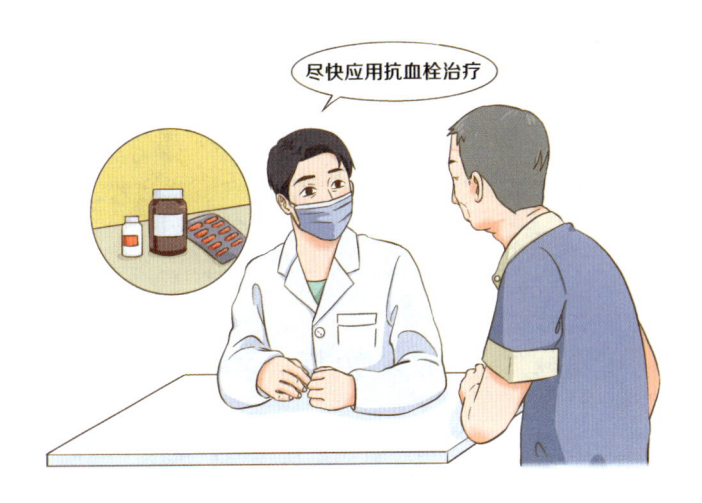

7 预防血栓脱落的"滤网"是什么？

答：因为下肢静脉血栓可能会沿着血管回流到心脏再到肺部，所以为了避免这样的事情发生，需要在回心脏的"路上"放置一个滤网，叫下腔静脉滤器，来防止致命性的血栓脱落到心脏和肺里。

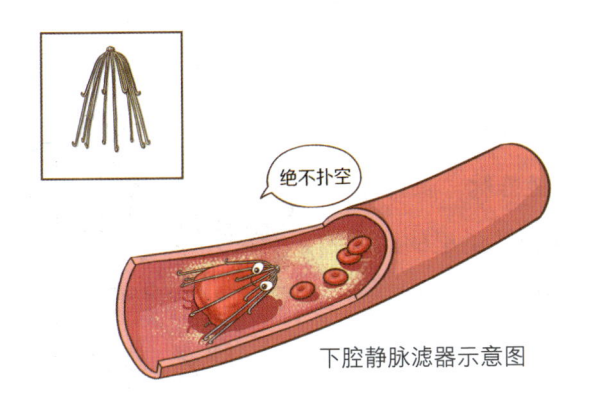

下腔静脉滤器示意图

8 放置下腔静脉滤器时需要开刀手术吗?

答:放置下腔静脉滤器是不用开刀的,属于微创手术,只需要在大腿上或者颈部静脉上"扎个针",将滤器导入血管中就可以完成手术了。

9 下腔静脉滤器放入身体后还需要取出来吗?

答:一般滤器是起到临时保护作用的,帮助下肢静脉血栓患者度过危险期。根据不同的血栓情况以及患者自身的基础情况等,有短期和长期的滤器可供选择。短期的滤器在完成危险期的保护使命以后是可以从身体里取出来的,也不用开刀,属于微创手术。

10 下腔静脉滤器是放在腿部的血管里吗?

答:滤器不是放在腿部的血管里。两条腿的血管在向心脏流动过程中汇合成一个主干血管,在我们的肚子里,叫下腔静脉。滤器就是放在我们肚子里的这个主干静脉中。

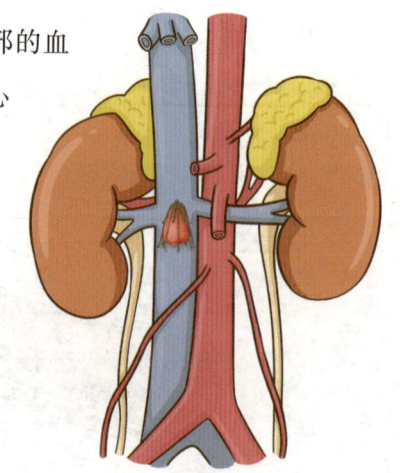

11 下肢静脉血栓需要手术治疗吗？

答：轻微的下肢静脉血栓用药治疗就可以了。如果大的静脉发生了血栓，可以通过手术的方式将血栓取出来或溶解掉，以达到更快清除血栓的目的，从而更快得到恢复。

12 常用的治疗下肢静脉血栓的药物有哪些呢？

答：抗凝药是治疗血栓的主要药物。常用的抗凝药有低分子量肝素，常常被做成针剂，在医院里常用；还有口服的抗凝药，使用起来更加方便。

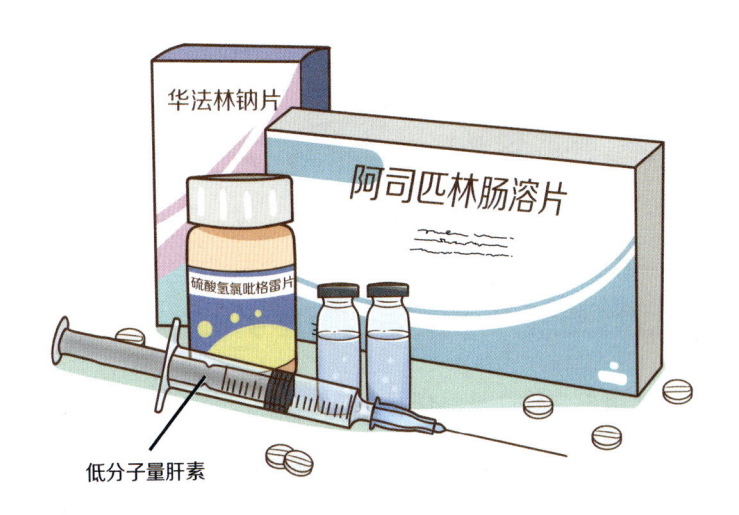

低分子量肝素

13 如果发生了肺动脉栓塞，应该去哪个科室就诊？

答：当发现患者肺动脉里有血栓的时候，需要及时到医院的血管外科或者呼吸内科就诊。

14 有哪些方法能够预防下肢静脉血栓的发生？

答：下肢静脉血栓的发生常常跟血流的缓慢、血管的损伤以及血液的高凝状态有关。想要预防下肢静脉血栓，我们需要避免久站久坐，要有意识地多活动活动腿和脚，增加血流的速度，降低血栓形成的风险。

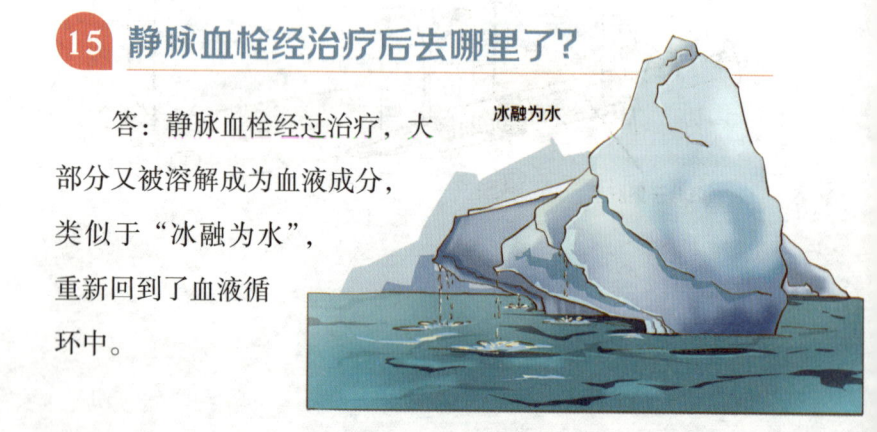

15 静脉血栓经治疗后去哪里了？

答：静脉血栓经过治疗，大部分又被溶解成为血液成分，类似于"冰融为水"，重新回到了血液循环中。

冰融为水

16. 医生说的新鲜血栓和陈旧血栓是什么意思？

答：刚刚出现的血栓被称为新鲜血栓，更容易在血管里移动、脱落。大约 2 周以后血栓内的水分减少，新鲜血栓逐渐转变为陈旧血栓，与血管的粘连也会变得更加稳固，就不再容易发生脱落。

17. 静脉血栓会导致截肢吗？

答：静脉血栓一般会引起腿的水肿，只有范围很大的血栓，引起腿肿达到了非常明显的程度，水肿的组织挤压了动脉，引起了腿部的缺血，才有可能会使腿缺血坏死，从而导致截肢。

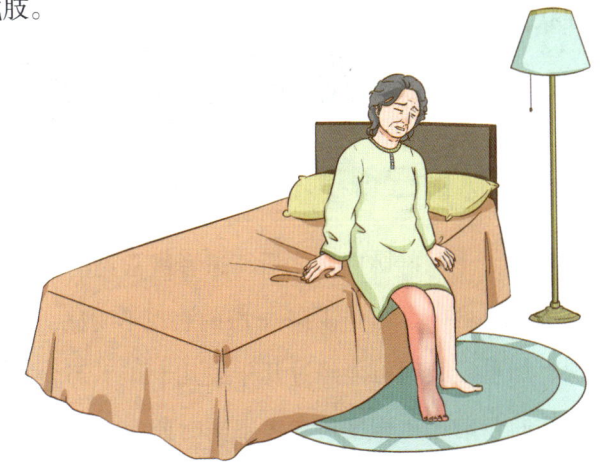

（编者：刘阳　李锰　马凯，校对：孙欢欢）

二 下肢静脉曲张

1 腿上蚯蚓状的血管团是什么？

答：腿上出现蚯蚓状血管团可能是得了下肢静脉曲张。久坐、久站，保持同一个姿势时间过长都是其发生的高危因素。不舒服的表现可能还会伴有肿胀、疼痛、睡觉时腿无处安放等症状。

2 如何确认自己得了下肢静脉曲张？

答：当患了下肢静脉曲张之后，患者最常见的症状就是腿上出现粗大的"蚯蚓"。早期不舒服的表现不明显，后期会逐渐显现、加重，其间可能经过几年或几十年不等。初步判断下肢静脉曲张的严重程度可参考不同时期的临床症状（医学上可以分为6个时期）。

第一期：一般表现为细小的静脉蜘蛛网状扩张，或在皮下可看见好多丝状的毛细血管。

第二期：站着时已经可以看见高出皮肤的增粗血管，在腿部抬高或平卧后可消失，并且患者已经出现小腿酸胀、易疲劳等感觉。

第三期：曲张血管逐渐增多，小腿出现水肿的表现，特别是久坐、久站或走路多了以后更为明显，但休息一晚上或把腿抬高，早上时水肿可以消退。一般患肢比另一侧腿要粗，部分患者还会出现皮肤瘙痒等症状。

第四期：静脉反流致使静脉内血液淤积过多，静脉压力明显增高，造成局部皮肤发红、紫，甚至发黄、黑，并且失去弹性甚至变硬。

第五期：发黑变硬的皮肤在外力作用下发生破溃，虽可以愈合，但严重影响工作与生活。

第六期：溃疡难以愈合，严重影响工作与生活，患者生活质量明显下降。

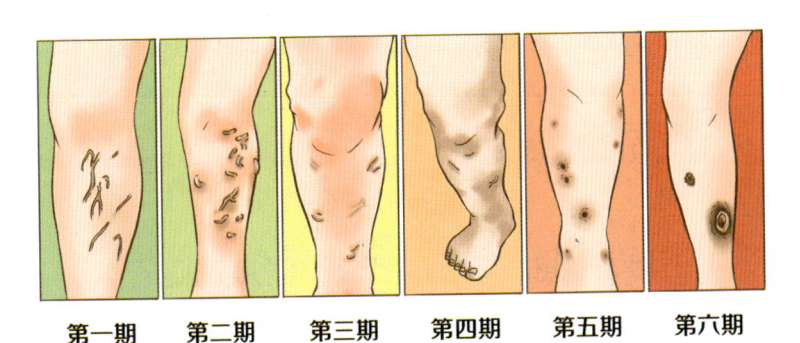

| 第一期 | 第二期 | 第三期 | 第四期 | 第五期 | 第六期 |

以上是静脉曲张分期简介和患者的相关症状，但建议大家还是去医院最终确诊。

3 下肢静脉曲张是否可以药物治疗，还有没有别的保守治疗方法？

答：静脉曲张的保守治疗方法主要包括压力治疗和药物治疗。压力治疗是通过外界压力的作用，比如使用医用弹力袜、绷带、压力治疗泵等，促进静脉回流，达到缓解静脉曲张的作用；药物治疗是通过药物改善静脉内皮功能、减少炎性渗出，从而缓解静脉曲张症状。但保守治疗适用于早期静脉突出等症状不明显的患者，中晚期静脉曲张患者还是建议采取手术治疗。

4 下肢静脉曲张到什么程度就需要手术了呢？

答：一般来说，下肢静脉曲张的手术适合以下人群。

（1）保守治疗无效或者症状严重的患者，如出现下肢水肿、疼痛、皮肤颜色改变、溃疡、腿上破口难以愈合等。

（2）有静脉血栓、静脉炎形成风险的患者。

（3）有美容需求的患者。

5 下肢静脉曲张手术都有哪些方法呢？

答：下肢静脉曲张的手术方式有很多种，包括传统手术、微创手术和保护性手术等。

（1）传统手术：包括大隐静脉高位结扎、大隐静脉抽剥、穿支静脉结扎等。这类手术切口稍多，创伤稍大，但治疗效果较彻底。

（2）微创手术：激光腔内闭合、射频消融、硬化剂注射、腔内胶合等。这类手术切口较小，创伤较轻，术后恢复较快，但有一定的复发率。

（3）保护性手术：包括静脉功能不全的动态血流动力学保守矫正（CHIVA）等。这类手术先通过超声检查分析静脉血流动力，保留大隐静脉主干，减少了创伤和并发症，但操作难度较大，需要专业的医生和设备。

静脉曲张的手术治疗依赖于患者的具体情况和就诊医院的医疗水平，不同的手术方式各有优缺点和适应证。患者应该在充分了解后做出决定。

6 下肢静脉曲张患者术后需要注意什么？

答：做完静脉曲张手术后，主要需要防止深静脉血栓形成，患者可适当穿弹力袜或弹力绷带下地行走，多做踝泵运动，必要时可应用抗凝药物，需要注意切口清洁，避免切口感染。

7 下肢静脉曲张患者做完手术会不会复发?

答:下肢静脉曲张患者术后是有可能复发的。患者可以通过一些方法尽量避免复发,比如避免长时间站立、行走,久坐等行为,注意控制体重,另外,穿医用弹力袜也是一个好方法。

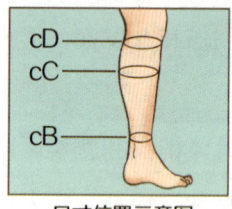

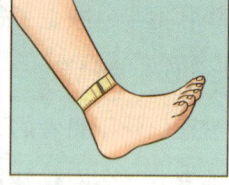

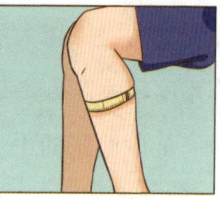

尺寸位置示意图　　cB: 脚踝上方最细部位周长　　cC: 小腿最粗部位周长

通用尺寸(cm)	S	M	L	XL	XXL
cB	19~21	21~23	23~25	25~27	27~29
cC	29~34	33~37	36~41	40~45	44~47
cD	25~31	30~36	35~40	38~45	44~48

医用弹力袜尺寸对照表

(编者:师龙　李锰,校对:孙欢欢)

三 下肢淋巴水肿

1 腿突然肿了，会是什么原因呢？

答：引起腿肿的原因有很多种，常见的有下肢静脉血栓、下肢静脉曲张、低蛋白水肿等。当然，还有不可忽视的下肢淋巴水肿。

2 为什么会得下肢淋巴水肿？

答：淋巴管中流淌着淡黄色的淋巴液。当某些因素导致下肢的淋巴管堵塞，从而引起淋巴液回流障碍时，淋巴液会在患者的腿上淤积，患者的腿就会像气球一样肿起来。

3 什么样的人容易得下肢淋巴水肿？

答：先天性的淋巴管发育异常，会导致淋巴水肿。还有一些后天的因素比如丝虫病、淋巴结切除和化疗、肿瘤侵犯、感染、创伤等，也会导致淋巴水肿。

4 除了腿肿，下肢淋巴水肿患者还有哪些典型的表现？

答：从外观上来说，水肿部位的皮肤容易变得像橘子皮一样坑坑洼洼，时间久了会变成我们常说的"象皮肿""大象腿"。有些患者还会出现肢体沉重感，甚至疼痛。长期的肢体淋巴水肿还可能引起感染、全身营养不良、免疫力低下等。

5 如果出现了上述的症状，患者该怎么办？

答：如果出现了上述的症状，患者应该前往专业的血管外科或淋巴外科就诊。医生会根据患者情况决定是否需要进一步检查来确定诊断，如超声、磁共振成像、核素淋巴显像、淋巴管造影、毛细淋巴管显微镜检查等。

6 下肢淋巴水肿有哪些治疗的方法？

答：下肢淋巴水肿的治疗方法以非手术治疗为主，是个长期的过程，包括运动、饮食、压力治疗、药物治疗、皮肤护理等。在一些特定情况下，可选择手术治疗，如淋巴管移植。

7 应该如何预防下肢淋巴水肿？

答：对于容易得下肢淋巴水肿的人群，积极预防是很重要的。比如进行肿瘤手术、放疗的患者，术后可尽早在医生的指导下进行功能锻炼，可以有效地降低下肢淋巴水肿发生的概率。日常应饮用足够的水、控制体重、低盐饮食。生活中应每日清洗，用不含乙醇的护肤剂保持皮肤湿润；尽量穿棉质的柔软衣物，避免衣物或饰品过紧；避免割伤、刮伤、晒伤等。

（编者：刘阳　李锰，校对：池魁）

四 下肢动脉硬化闭塞症

1 腿脚发凉，走一会儿就需要歇一下，走得越快腿越疼，是什么原因？

答：出现"走一会儿歇一会儿"的症状，需要警惕下肢动脉的狭窄或堵塞，也就是腿和脚的血液供应不足的问题。

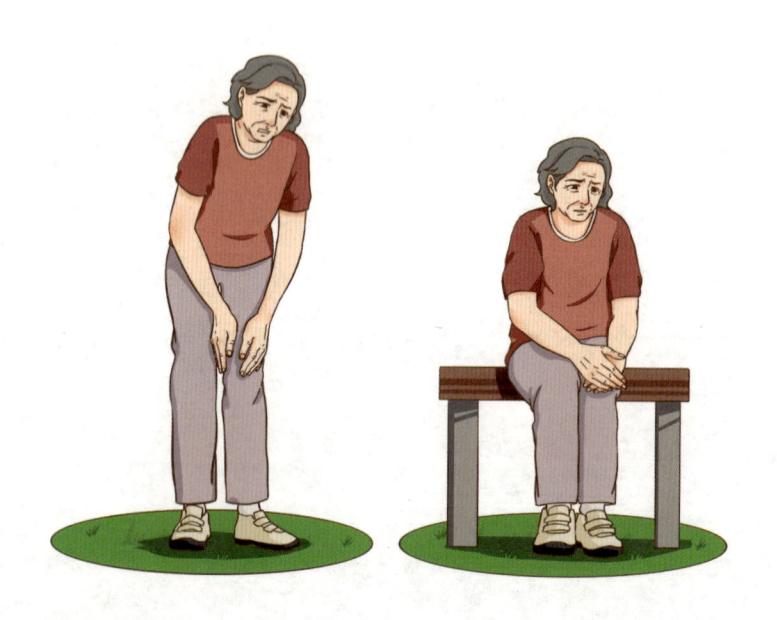

2 如果怀疑腿和脚的供血不足，需要去哪个科室就诊，做哪些检查呢？

答：如果出现腿脚发凉，走路没劲儿的症状，需要就诊于血管外科或骨科，做基本查体和下肢动脉超声等检查，看症状是否与供血不足或腰椎病变相关。还可以做下肢的血压测量，类似于胳膊量血压，看有没有压力下降的情况，来判断是否有下肢动脉闭塞。

3 检查发现下肢动脉有斑块，甚至出现狭窄和闭塞怎么办？

答：如果经过检查，确定下肢动脉里有了硬化斑块，甚至影响了腿脚的供血，就需要看属于轻度缺血还是重度缺血。如果是轻度缺血，可以进行功能锻炼加口服相关药物，并定期复查；如果是重度缺血，需要经血管外科医生专业评估后，住院进一步治疗。

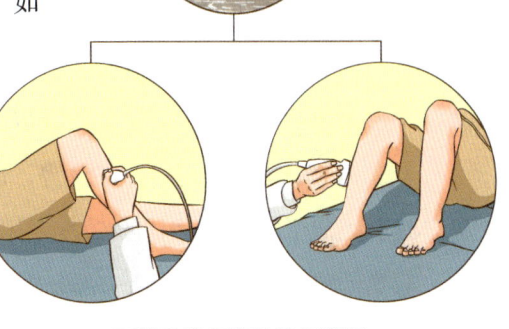

下肢动脉超声检查示意图

4 动脉里出现斑块一般与哪些因素有关呢？

答：动脉硬化斑块的形成，往往与高血压、高脂血症、吸烟等因素有关，年龄的增长本身也是动脉斑块形成的危险因素。另外，如果糖尿病患者血糖控制不佳的话，也会加速动脉内斑块的形成。

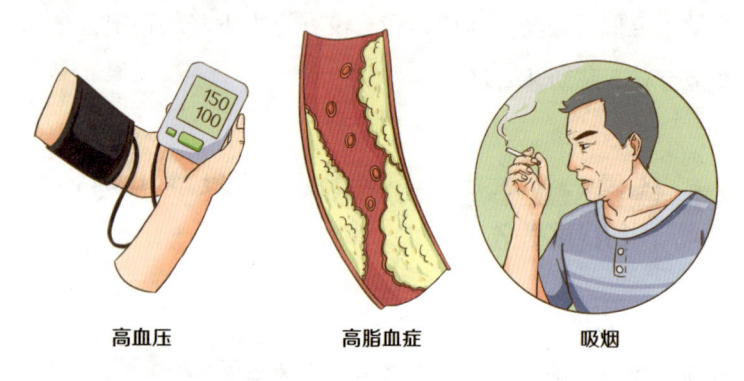

高血压　　　　　高脂血症　　　　　吸烟

5 下肢动脉斑块对身体有哪些影响呢？

答：人体全身的血管硬化进程其实是基本同步的。当发现下肢动脉出现斑块时，也需要警惕身体的其他部位出现斑块，如颈动脉、冠状动脉、肾动脉等，也可能会出现类似的斑块。这就类似于家中水管中的水垢，当积累到一定程度时，会引起管道的狭窄和堵塞。还有一部分斑块不是很稳定，类似于水中的泥巴，可能被血冲走引起小血管的堵塞，进而引起相应部位的缺血，如足趾或小腿，所以患者可能出现肢端发凉、颜色青紫、疼痛等症状，严重时甚至会出现足趾甚至脚的缺血坏死。

6 出现下肢动脉狭窄和闭塞需要如何治疗呢?

答:当下肢动脉的斑块到达一定程度时,会引起患者动脉的狭窄甚至闭塞,进而引起腿和脚的供血不足。如果患者还可以连续行走 200 米以上,可以先进行药物治疗,看症状能不能改善;如果患者连续行走距离低于 200 米,已经影响了正常的生活,说明下肢动脉堵塞比较严重,建议接受手术治疗。

7 下肢动脉闭塞的手术一般怎么做呢?

答:下肢动脉闭塞一般会选择微创的介入手术,进行血管的开通、成形;必要时会在闭塞部位放置支架,维持开通血管的通畅。还有一部分是局部斑块形成的堵塞,可以做局部斑块的切除以恢复血管的通畅。

8 下肢动脉闭塞患者放完支架后有什么注意事项吗?

答:下肢动脉闭塞患者放完支架后需要继续服用抗血小板聚集药物,如阿司匹林、氯吡格雷等,服用时间以及药物剂量,需根据患者疾病的程度以及患者基础疾病的控制情况等进行。另外,如果患者合并高脂血症,还需要服用降脂类药物,如辛伐他汀、阿托伐他汀等;有吸烟习惯的患者,还应该戒烟;患者还应进行可耐受的活动锻炼,并进行定期复查。

9 下肢动脉闭塞患者做完手术意味着治疗结束了吗？

答：不是的。我们的血管随着年龄的增加，会越来越老化。保养是很重要的环节，尤其是已经发生动脉狭窄及闭塞的患者，更应该注重对血管的检查和维护。建议患者在规律口服药物的基础上，每半年到血管外科进行评估；对于接受过手术的患者，建议每 3 个月复查评估一次。

（编者：苏丽　李锰，校对：刘阳）

五 糖尿病足

1 糖尿病患者左脚踇趾被新鞋磨破,伤口越来越大是怎么回事?

答:可能是得了糖尿病足,这是糖尿病患者高发的一种足部溃疡疾病,需要血管外科医生进行专业诊断和治疗,早期就医是保足的关键。

2 什么是糖尿病足?

答:糖尿病患者足部受到外力创伤(如鞋磨破皮肤、钉子扎伤、烫伤等)后,足部发生皮肤破损或感染;或糖尿病患者出现下肢动脉血管闭塞时,足部供血不足,足部皮肤破损或组织坏死。此时,我们就称之为糖尿病足。如果不积极治疗,可能会出现足部感染加重或足部组织进一步坏死,严重者有截肢的危险。

3 糖尿病足患者足部感染都有哪些表现？

答：足部感染患者的主要表现有泛红、肿胀、发热、疼痛、足部功能丧失等。糖尿病足患者感染初期足部症状可能很轻，但如果治疗不当，细菌可能会沿着足部的肌腱、筋膜蔓延至整个足部甚至下肢，导致感染性休克、足坏死或截肢。

4 糖尿病患者怎样知道是否发生了神经病变或下肢动脉血管病变？

答：自我监测时，当患者足部对疼痛或温度感觉迟钝时，可能发生了神经病变；当患者足部和下肢出现温度降低、走路疼痛、足背无脉搏跳动时，可能发生了血管病变。糖尿病患者应该每年到医院内分泌科或血管外科进行一次足部风险筛查，包括足部压力监测、神经系统监测和下肢血运监测（踝肱指数）等，若存在糖尿病足表现，应早发现早治疗。

5 糖尿病足怎样治疗？

答：需要根据患者糖尿病足的具体溃疡情况进行治疗。有下肢动脉血管闭塞的需要进行血管重建（球囊扩张或支架植入）；在控制血糖的同时，对局部溃疡进行专业的换药处理；控制感染，对于已发生坏死的足或足趾根据情况进行去除。

6 糖尿病足怎样预防？

答：遵从医嘱，规范服药，进行糖尿病饮食，将血糖控制在正常水平；做到自我观察和自我护理，每天观察足部有没有细小的外伤；穿合适的鞋袜，用合适的温水洗脚；谨慎处理趾甲、脚垫、鸡眼；防止一切对足部皮肤造成的损伤，一旦发生足部皮肤损伤要及时到医院上药处理。

7 糖尿病患者足部有骨骼畸形怎么办？

答：骨骼畸形会引起足部压力不均，导致压力大区域易发生破损。患者可以使用治疗性鞋袜、矫形鞋垫或特殊的支具鞋，也可借助拐杖或轮椅让足部减压。

8 糖尿病患者下肢动脉血管内有硬化斑块怎么办？

答：维持良好的血糖、血压、血脂水平，同时可口服一些抗血小板聚集类药物（如阿司匹林等）和稳定斑块的他汀类药物，防止动脉内膜损伤、血栓形成和斑块脱落。患者一旦发生走路疼痛，应及时前往血管外科就诊。

（编者：宋润波　李锰，校对：刘阳）

六 肢体动脉栓塞

1 右腿突然发凉、麻木、疼痛,这是得了什么病?

答:当上肢或下肢突然出现凉、麻、疼、皮肤苍白等症状,甚至手腕或足背脉搏跳动消失时,患者一定要警惕肢体动脉栓塞发生,需立即前往血管外科进行诊断和治疗。

2 什么是肢体动脉栓塞?

答:肢体动脉栓塞是栓子堵塞了供血动脉,相应的肢体

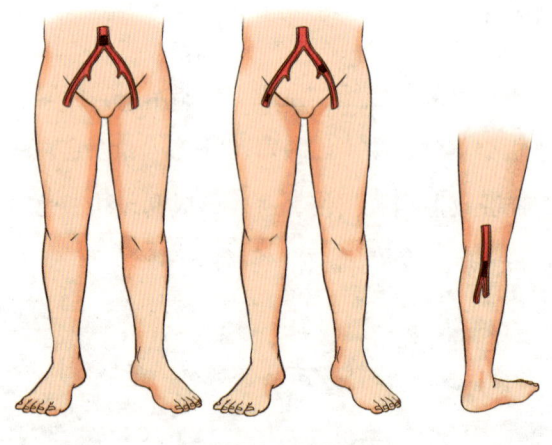

常见的肢体栓塞位置

就会发生缺血症状，出现凉、麻、疼、皮肤苍白、无脉搏、运动功能障碍等。如果治疗不及时，可能会发生肢体坏死。在肢体动脉栓塞中，90%以上是发生在下肢！

3 什么是栓子？堵塞动脉血管的栓子是哪来的？

答：什么东西堵塞了动脉血管，什么就可以被叫作"栓子"。栓子是异物的统称，比如血管内脱落的血栓、动脉硬化斑块、外界进入血管的空气、脂肪、癌栓或者其他异物等。其中，90%左右的栓子来源于心脏病患者心脏内形成的血栓。

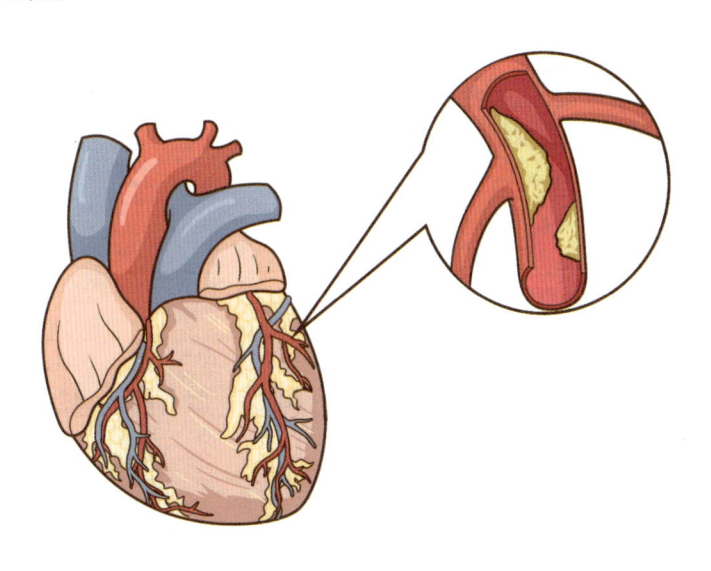

4. 心房颤动的患者会更容易得肢体动脉栓塞吗？

答：是的。伴心房颤动的患者属于高风险患者。除此之外，如果患者伴有风湿性心脏病、二尖瓣狭窄、细菌性心内膜炎、心肌梗死、心房纤颤等心脏疾病，心脏里就容易出现血栓。当动脉血流不断冲击时，血栓就容易脱落，从而堵塞肢体的动脉。另外，伴有动脉粥样硬化斑块和腹主动脉瘤的患者也是肢体动脉栓塞高发人群。

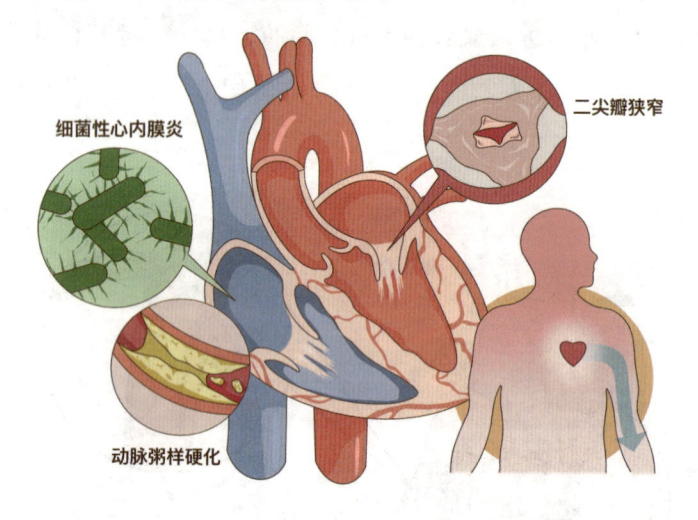

5. 肢体动脉栓塞患者出现腿发凉可以用热水袋热敷吗？

答：不可以用热水袋热敷。可以用棉袜或棉被保暖。因为热敷和按摩可能加重缺血，还可能会导致患者皮肤组织等缺血加重而出现坏死。

6 做什么检查能诊断肢体动脉栓塞呢?

答:如果患者突然出现肢体剧烈疼痛、肢端苍白和无脉搏等现象,就需警惕急性动脉栓塞的发生。彩超是首选的检查,动脉 CT 以及血管造影可更加详细地展示栓塞的情况。

7 怎么治疗肢体动脉栓塞?

答:以手术治疗为主,取出或者溶解栓子,恢复动脉血流。短时间内取栓是保肢的关键——肢体缺血时间越久,发生其他手术并发症等危险情况的可能性越大。

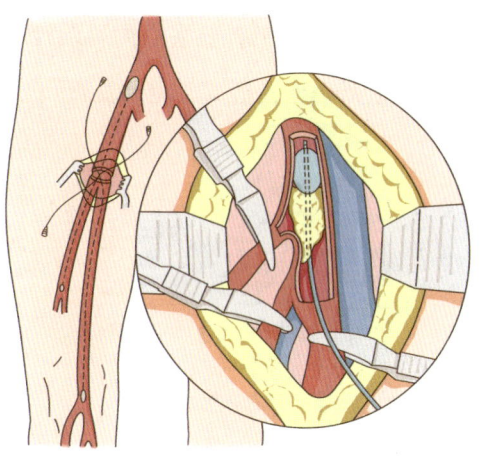

取栓手术示意图

8 患者出现肢体动脉栓塞后做取栓手术就能痊愈吗?

答:不是的。患者肢体出现栓塞后的 8～12 小时,堵塞远端动脉会继发血栓形成,加重肢体循环障碍,预后不佳。如果患者栓塞时间过长,肢体组织已发生坏死的话,术后坏死组织也不会自行恢复正常。如果患者伴有肢体神经缺血性坏死的情况，那么术后还需要进行功能康复锻炼等促进神经的恢复。特别是伴有心律失常等心脏疾病的患者和肝肾功能较差的患者，取栓手术有一定的危险性，可能会有生命危险。

9. 肢体动脉栓塞的危害这么大，高风险患者怎样预防？

答：高风险患者要积极治疗基础疾病，遵医嘱用药。比如心房颤动患者要去心内科治疗，按医嘱服用抗凝药物，避免心脏内血栓形成，定期复查心脏情况等。

（编者：苏丽　李锰，校对：孙欢欢）

参考文献

［1］国家心血管病专家委员会血管外科专业委员会下肢动脉疾病学组，中国医药教育协会血管外科专业委员会．股腘动脉闭塞症的诊断和治疗中国专家共识［J］．中国循环杂志，2022，37（7）：669-676．

［2］中华医学会外科学分会血管外科学组．下肢动脉硬化闭塞症诊治指南［J/OL］．中华普通外科学文献（电子版），2016，10（1）：1-18．

［3］中华医学会外科学分会血管外科学组．颈动脉狭窄诊治指南［J/OL］．中国血管外科杂志（电子版），2017，9（3）：169-175．

［4］赵岩，杨新宇，岳树源，等．2022年美国血管外科学会《颅外段颈动脉狭窄临床治疗指南》解读［J］．中华神经外科杂志，2023，39（3）：217-219．

［5］中国医师协会超声医师分会．血管超声检查指南［J］．中华超声影像学杂志，2009，18（11）：993-1012．

［6］中华医学会外科学分会血管外科学组．主动脉夹层腔内治疗指南［J］．中国实用外科杂志，2008，28（11）：909-912．

［7］国际血管联盟中国分部护理专业委员会．Stanford B

型主动脉夹层腔内治疗围术期护理规范专家共识［J］.介入放射学杂志，2023，32（9）：833-840.

［8］中华医学会外科学分会血管外科学组.Stanford B型主动脉夹层诊断和治疗中国专家共识（2022版）［J/OL］.中国血管外科杂志（电子版），2022，14（2）：119-130.

［9］中国医师协会心血管外科分会大血管外科专业委员会.主动脉夹层诊断与治疗规范中国专家共识［J］.中华胸心血管外科杂志，2017，33（11）：641-654.

［10］国际血管联盟中国分部护理专业委员会，海军军医大学第一附属医院血管外科，李海燕，等.肾动脉狭窄腔内治疗护理规范专家共识［J］.军事护理，2024，41（5）：1-5.

［11］中国医疗保健国际交流促进会血管疾病高血压分会专家共识起草组.肾动脉狭窄的诊断和处理中国专家共识［J］.中国循环杂志，2017，32（9）：835-844.

［12］中华医学会超声医学分会血管与浅表学组.肾动脉狭窄的超声诊断专家共识［J/OL］.中华医学超声杂志（电子版），2021，18（6）：543-553.

［13］国际血管联盟中国分部护理专业委员会，上海市护理学会外科护理专业委员会，李海燕，等.硬化剂注射治疗原发性下肢浅静脉曲张围手术期护理规范专家共识［J］.介入放射学杂志，2024，33（2）：109-114.

［14］中国微循环学会周围血管疾病专业委员会.原发性下肢浅静脉曲张诊治专家共识（2021版）［J］.血管与腔内血管

外科杂志，2021，7（7）：762-772.

［15］中国微循环学会周围血管疾病专业委员会.聚桂醇注射液治疗下肢静脉曲张微循环专家共识［J］.血管与腔内血管外科杂志，2020，6（5）：377-381.

［16］下肢浅静脉曲张诊治共识微循环专家组.下肢浅静脉曲张诊治微循环专家共识［J］.中华老年多器官疾病杂志，2020，19（1）：1-6.

［17］中国微循环学会周围血管疾病专业委员会下肢静脉腔内治疗专业委员会.下肢深静脉血栓形成后综合征腔内治疗专家共识［J］.血管与腔内血管外科杂志，2023，9（7）：769-776，787.

［18］中国微循环学会周围血管疾病专业委员会下肢静脉腔内治疗专业委员会.急性下肢深静脉血栓形成腔内治疗专家共识［J］.血管与腔内血管外科杂志，2023，9（5）：513-519.

［19］中国静脉介入联盟，中国医师协会介入医师分会外周血管介入专业委员会.下肢深静脉血栓形成介入治疗护理规范专家共识［J］.介入放射学杂志，2020，29（6）：531-540.

［20］国际血管联盟中国分部护理专业委员会，中国医师协会腔内血管学专业委员会.梯度压力袜用于静脉血栓栓塞症防治专家共识［J］.介入放射学杂志，2019，28（9）：811-818.

［21］中国医师协会介入医师分会，中华医学会放射学分会介入专业委员会，中国静脉介入联盟.下肢深静脉血栓形成介入治疗规范的专家共识（第2版）［J］.介入放射学杂志，

2019，28（1）：1-10.

［22］中国中西医结合学会周围血管病专业委员会.中西医结合防治糖尿病足中国专家共识（第1版）［J］.血管与腔内血管外科杂志，2019，5（5）：379-402.

［23］中国医疗保健国际交流促进会糖尿病足病分会，国际血管联盟中国分部糖尿病足专委会.糖尿病足缺血病变腔内治疗中国专家共识［J］.中华医学杂志，2023，103（28）：2145-2150.

［24］中国微循环学会糖尿病与微循环专业委员会，中国研究型医院学会创面防治与损伤组织修复专业委员会.糖尿病足基层筛查与防治专家共识［J］.中国糖尿病杂志，2019，27（6）：401-407.

［25］中国微循环学会周围血管疾病专业委员会糖尿病足学组.糖尿病足创面修复治疗专家共识［J］.中华糖尿病杂志，2018，10（5）：305-309.

［26］中国医疗保健国际交流促进会血管疾病高血压分会专家共识写作组.锁骨下/颅外椎动脉狭窄的处理：中国专家共识［J］.中国循环杂志，2019，34（6）：523-532.

［27］中国微循环学会周围血管疾病专业委员会.颈动脉体瘤围手术期颅神经损伤症状评估专家共识［J］.血管与腔内血管外科杂志，2023，9（8）：897-904，921.

［28］中国微循环学会周围血管疾病专业委员会.颈动脉体瘤外科手术规范专家共识［J］.血管与腔内血管外科杂志，

2023, 9（3）：257-264.

［29］国际血管联盟中国分部护理专业委员会，海军军医大学第一附属医院血管外科，李海燕，等.颈动脉体瘤切除术围术期护理规范专家共识［J/OL］.中国血管外科杂志（电子版），2023，15（3）：209-214.

［30］中国研究型医院学会临床神经电生理专业委员会，中国医师协会神经外科医师分会神经电生理学组.颅内动脉瘤术中神经电生理监测中国专家共识（2023版）［J］.中华医学杂志，2023，103（3）：158-166.

［31］中华医学会神经外科学分会神经介入学组.颅内动脉瘤血管内介入治疗中国专家共识（2013）［J］.中华医学杂志，2013，93（39）：3093-3103.

［32］颅内动脉瘤抗血小板治疗中国专家共识编写组.颅内动脉瘤抗血小板治疗中国专家共识［J］.国际脑血管病杂志，2021，29（9）：646-653.

［33］中华医学会外科学分会血管外科学组.腹主动脉瘤诊断与治疗指南［J］.中国实用外科杂志，2008，28（11）：916-918.